全国普通高等医学院校药学类专业"十三五"规划教材配套教材

U0745977

药物化学实验指导

（供药学类专业用）

主　编　李柱来　孟繁浩

副主编　王佩琪　徐丹丹　胡延维　刘　毅

编　者　（以姓氏笔画为序）

王　艰（福建医科大学）　　　　王佩琪（辽宁医学院）

邓　卅（大连医科大学）　　　　刘　毅（徐州医学院）

刘雪英（第四军医大学）　　　　孙　琦（中国医科大学）

李　鲜（昆明医科大学）　　　　李柱来（福建医科大学）

李福男（厦门大学药学院）　　　孟繁浩（中国医科大学）

胡延维（苏州大学药学院）　　　钟　霞（海南医学院）

夏成才（泰山医学院）　　　　　徐丹丹（山西医科大学）

霍　强（蚌埠医学院）

中国医药科技出版社

内 容 提 要

本教材是全国普通高等医学院校药学类专业"十三五"规划教材《药物化学》的实验配套教材。本教材是针对普通高等医学院校药学类专业教学需要，保证药学教育教学适应医药卫生事业发展要求编写而成。本书共分为五部分，包括实验室基本知识、药物合成中分离纯化及结构鉴定的基本方法、药物化学基础实验、综合设计性实验及药物合成中常用试剂和溶剂的纯化及使用。内容涉及药物化学基本操作技能的训练、基本理论知识的验证和综合性提高训练，使学生熟练掌握有机合成、药物合成的基本操作。

本教材适用于全国普通高等医学院校药学类各专业师生使用。

图书在版编目（CIP）数据

药物化学实验指导／李柱来，孟繁浩主编 . —北京：中国医药科技出版社，2016. 2
全国普通高等医学院校药学类专业"十三五"规划教材配套教材
ISBN 978 - 7 - 5067 - 7928 - 9

Ⅰ . ①药⋯　Ⅱ . ①李⋯ ②孟⋯　Ⅲ . ①药物化学—化学实验—医学院校—教学参考资料　Ⅳ . ①R914 - 33

中国版本图书馆 CIP 数据核字（2016）第 033943 号

美术编辑　陈君杞
版式设计　郭小平

出版　中国医药科技出版社
地址　北京市海淀区文慧园北路甲 22 号
邮编　100082
电话　发行：010 - 62227427　邮购：010 - 62236938
网址　www. cmstp. com
规格　787 × 1092mm ¹⁄₁₆
印张　6¼
字数　125 千字
版次　2016 年 2 月第 1 版
印次　2022 年 8 月第 5 次印刷
印刷　三河市航远印刷有限公司
经销　全国各地新华书店
书号　ISBN 978 - 7 - 5067 - 7928 - 9
定价　18. 00 元

全国普通高等医学院校药学类专业"十三五"规划教材
出 版 说 明

全国普通高等医学院校药学类专业"十三五"规划教材，是在深入贯彻教育部有关教育教学改革和我国医药卫生体制改革新精神，进一步落实《国家中长期教育改革和发展规划纲要》（2010－2020年）的形势下，结合教育部的专业培养目标和全国医学院校培养应用型、创新型药学专门人才的教学实际，在教育部、国家卫生和计划生育委员会、国家食品药品监督管理总局的支持下，由中国医药科技出版社组织全国近100所高等医学院校约400位具有丰富教学经验和较高学术水平的专家教授悉心编撰而成。本套教材的编写，注重理论知识与实践应用相结合、药学与医学知识相结合，强化培养学生的实践能力和创新能力，满足行业发展的需要。

本套教材主要特点如下：

1. 强化理论与实践相结合，满足培养应用型人才需求

针对培养医药卫生行业应用型药学人才的需求，本套教材克服以往教材重理论轻实践、重化工轻医学的不足，在介绍理论知识的同时，注重引入与药品生产、质检、使用、流通等相关的"实例分析/案例解析"内容，以培养学生理论联系实际的应用能力和分析问题、解决问题的能力，并做到理论知识深入浅出、难度适宜。

2. 切合医学院校教学实际，突显教材内容的针对性和适应性

本套教材的编者分别来自全国近100所高等医学院校教学、科研、医疗一线实践经验丰富、学术水平较高的专家教授，在编写教材过程中，编者们始终坚持从全国各医学院校药学教学和人才培养需求以及药学专业就业岗位的实际要求出发，从而保证教材内容具有较强的针对性、适应性和权威性。

3. 紧跟学科发展、适应行业规范要求，具有先进性和行业特色

教材内容既紧跟学科发展，及时吸收新知识，又体现国家药品标准［《中国药典》（2015年版）］、药品管理相关法律法规及行业规范和2015年版《国家执业药师资格考试》（《大纲》、《指南》）的要求，同时做到专业课程教材内容与就业岗位的知识和能力要求相对接，满足药学教育教学适应医药卫生事业发展要求。

4. 创新编写模式，提升学习能力

在遵循"三基、五性、三特定"教材建设规律的基础上，在必设"实例分析/案例解析"

模块的同时，还引入"学习导引""知识链接""知识拓展""练习题"（"思考题"）等编写模块，以增强教材内容的指导性、可读性和趣味性，培养学生学习的自觉性和主动性，提升学生学习能力。

5. 搭建在线学习平台，丰富教学资源、促进信息化教学

本套教材在编写出版纸质教材的同时，均免费为师生搭建与纸质教材相配套的"爱慕课"在线学习平台（含数字教材、教学课件、图片、视频、动画及练习题等），使教学资源更加丰富和多样化、立体化，更好地满足在线教学信息发布、师生答疑互动及学生在线测试等教学需求，提升教学管理水平，促进学生自主学习，为提高教育教学水平和质量提供支撑。

本套教材共计 29 门理论课程的主干教材和 9 门配套的实验指导教材，将于 2016 年 1 月由中国医药科技出版社出版发行。主要供全国普通高等医学院校药学类专业教学使用，也可供医药行业从业人员学习参考。

编写出版本套高质量的教材，得到了全国知名药学专家的精心指导，以及各有关院校领导和编者的大力支持，在此一并表示衷心感谢。希望本套教材的出版，将会受到广大师生的欢迎，对促进我国普通高等医学院校药学类专业教育教学改革和药学类专业人才培养作出积极贡献。希望广大师生在教学中积极使用本套教材，并提出宝贵意见，以便修订完善，共同打造精品教材。

中国医药科技出版社
2016 年 1 月

全国普通高等医学院校药学类专业"十三五"规划教材

书　目

序号	教材名称	主编	ISBN
1	高等数学	艾国平　李宗学	978 - 7 - 5067 - 7894 - 7
2	物理学	章新友　白翠珍	978 - 7 - 5067 - 7902 - 9
3	物理化学	高　静　马丽英	978 - 7 - 5067 - 7903 - 6
4	无机化学	刘　君　张爱平	978 - 7 - 5067 - 7904 - 3
5	分析化学	高金波　吴　红	978 - 7 - 5067 - 7905 - 0
6	仪器分析	吕玉光	978 - 7 - 5067 - 7890 - 9
7	有机化学	赵正保　项光亚	978 - 7 - 5067 - 7906 - 7
8	人体解剖生理学	李富德　梅仁彪	978 - 7 - 5067 - 7895 - 4
9	微生物学与免疫学	张雄鹰	978 - 7 - 5067 - 7897 - 8
10	临床医学概论	高明奇　尹忠诚	978 - 7 - 5067 - 7898 - 5
11	生物化学	杨　红　郑晓珂	978 - 7 - 5067 - 7899 - 2
12	药理学	魏敏杰　周　红	978 - 7 - 5067 - 7900 - 5
13	临床药物治疗学	曹　霞　陈美娟	978 - 7 - 5067 - 7901 - 2
14	临床药理学	印晓星　张庆柱	978 - 7 - 5067 - 7889 - 3
15	药物毒理学	宋丽华	978 - 7 - 5067 - 7891 - 6
16	天然药物化学	阮汉利　张　宇	978 - 7 - 5067 - 7908 - 1
17	药物化学	孟繁浩　李柱来	978 - 7 - 5067 - 7907 - 4
18	药物分析	张振秋　马　宁	978 - 7 - 5067 - 7896 - 1
19	药用植物学	董诚明　王丽红	978 - 7 - 5067 - 7860 - 2
20	生药学	张东方　税丕先	978 - 7 - 5067 - 7861 - 9
21	药剂学	孟胜男　胡容峰	978 - 7 - 5067 - 7881 - 7
22	生物药剂学与药物动力学	张淑秋　王建新	978 - 7 - 5067 - 7882 - 4
23	药物制剂设备	王　沛	978 - 7 - 5067 - 7893 - 0
24	中医药学概要	周　晔　张金莲	978 - 7 - 5067 - 7883 - 1
25	药事管理学	田　侃　吕雄文	978 - 7 - 5067 - 7884 - 8
26	药物设计学	姜凤超	978 - 7 - 5067 - 7885 - 5
27	生物技术制药	冯美卿	978 - 7 - 5067 - 7886 - 2
28	波谱解析技术的应用	冯卫生	978 - 7 - 5067 - 7887 - 9
29	药学服务实务	许杜娟	978 - 7 - 5067 - 7888 - 6

注：29 门主干教材均配套有中国医药科技出版社"爱慕课"在线学习平台。

全国普通高等医学院校药学类专业"十三五"规划教材
配套教材书目

序号	教材名称	主编	ISBN
1	物理化学实验指导	高　静　马丽英	978 – 7 – 5067 – 8006 – 3
2	分析化学实验指导	高金波　吴　红	978 – 7 – 5067 – 7933 – 3
3	生物化学实验指导	杨　红	978 – 7 – 5067 – 7929 – 6
4	药理学实验指导	周　红　魏敏杰	978 – 7 – 5067 – 7931 – 9
5	药物化学实验指导	李柱来　孟繁浩	978 – 7 – 5067 – 7928 – 9
6	药物分析实验指导	张振秋　马　宁	978 – 7 – 5067 – 7927 – 2
7	仪器分析实验指导	余邦良	978 – 7 – 5067 – 7932 – 6
8	生药学实验指导	张东方　税丕先	978 – 7 – 5067 – 7930 – 2
9	药剂学实验指导	孟胜男　胡容峰	978 – 7 – 5067 – 7934 – 0

前言

PREFACE

药物化学实验是依据药物化学教学大纲的要求编定，是在学习有机化学实验、分析化学实验、药物的波谱解析、药学文献等课程的基础上开设的，目的是通过实验加深理解药物化学的基本理论和基本知识；掌握药物合成、纯化的基本方法；掌握对药物进行结构修饰的基本方法；进一步巩固有机化学实验的操作技术及有关理论知识。本课程的教学内容将为学生后续的毕业设计、研究生阶段学习提供必要的实验基础知识和操作技能训练，为从事药学方面的工作提供必要的知识和技能。

依据国家药学教育学位发展的需要，药学专业培养目标和药物化学实验教学大纲，结合近几年药物化学实验教学实践的体会与总结，参照国内外药物化学实验实践的成果，编写了本实验教材，通过药物化学实验，可促进学生进一步提高实验技能，熟练掌握有机合成、药物合成的基本操作，提高使用有关文献及工具书的能力，提高独立进行实验设计的能力。

本书可供全国普通高等医学院校药学及相关专业的学生使用，也可用作从事相关专业科研人员的培训教材及常备参考书。

本实验教材是由国内多位医药学类高等院校药物化学理论和实验教学经验丰富的教师共同编写而成。由于时间仓促，难免有误或有不妥之处，敬请批评指教，以使本教材日益完善。

编　者
2015 年 12 月

目 录
CONTENTS

第一部分　实验室的基本知识

一、药物化学实验室规则

（1）实验前认真预习，查阅有关手册和参考资料。做到原理清楚，目的明确，对安全操作和注意事项心中有数，并写出实验预习报告。必须备有实验记录本。

（2）进入实验室必须穿实验服，长发束好。不准穿拖鞋，不准赤脚。实验室中不要戴隐形眼镜（防止有机溶剂溶蚀伤及眼睛）。

（3）操作开始前，检查仪器种类与数量是否与需要相符，仪器是否完好无损、干净或干燥。

（4）实验按既定步骤进行，严格操作规程，不得违规操作。实验中必须全程监测，认真记录，不得擅自离开。特别要注意观察有无漏气、破裂，反应是否正常。发现异常应立即报告老师。

（5）严格药品用量，公用药品、仪器等用完后必须立即归还原处。取药品时注意瓶盖、瓶塞不要放错，取出的药品不得再倒回原试剂瓶。

（6）各种药品不得随意散失或丢弃，实验中有害气体及废弃物应按规定妥善处理，以免污染环境。

（7）爱护公物，节约药品。节约使用水、电及消耗性材料，养成良好的实验习惯。公用设备和材料使用后，应及时放回原处。对于特殊设备，应在指导教师示范后方可使用。损坏仪器、设备应如实说明情况。

（8）实验过程应养成细心观察、积极思考和及时记录的良好习惯，不可结束后凭回忆补写记录。

（9）保持安静，严禁互相打闹和大声喧哗。禁止在实验室内用手机或接听耳机。严禁在实验室中吸烟或饮食。

（10）保持实验室整洁。废弃的火柴梗、固体和滤纸等应丢入废物桶内，不能丢入水槽，以免堵塞。

（11）使用过的仪器应及时洗净，实验结束后认真清洗仪器，放回指定的位置，整理实验台面。打扫、整理实验室，整理公共器材。检查并关好水、电和门窗。实验原始记录数据经老师检查允许后方可离开实验室。

（12）实验后对所得结果和数据，按实际情况及时进行整理、计算和分析，认真写好实验报告，按时交给老师。

二、实验室安全及事故的预防与处理

在进行药物化学实验中，由于操作的疏忽，可能会引起着火、爆炸、中毒、腐蚀等不幸事故，这是可以预防的。因此要求实验者随时提高警惕、仔细操作、维护实验室的安全，以保证实验正常地进行。

1. 火灾、爆炸、中毒、触电事故的预防

（1）有机药物合成实验中经常使用挥发性的、易燃性的各种有机试剂或溶剂，因此着火是药物实验中常见的事故。防火的基本原则是让火源尽可能远离易燃物品。盛有易燃溶剂的容器不得靠近火源，数量较多的易燃溶剂应保存在危险药品橱内。

在实验室或实验大楼内禁止吸烟。实验室中使用明火时应考虑周围的环境，如周围有人使用易燃溶剂时，应禁用明火。

回流或蒸馏液体时应放沸石，以防溶液过热暴沸而冲出。若在加热后发现未放沸石，则停止加热，待稍冷后再放。否则，在过热溶液中放入沸石会导致液体迅速沸腾，冲出瓶外而引发危险。不要用火焰直接加热烧瓶，而应根据液体沸点高低分别选择石棉网、空气浴、油浴或水浴等。冷凝水保持畅通，如冷凝管忘记通水，大量有机蒸气会未经冷凝而逸出，也容易造成火灾或溶剂中毒。

（2）易燃有机溶剂在室温时常常有较大蒸气压，空气中混杂易燃有机溶剂的蒸气量达到某一极限时，遇明火即发生爆炸。有机溶剂蒸气密度一般比空气大，会沿着桌面或地面漂移至较远处，或沉积在低洼处。因此，切勿将易燃溶剂倒入废物缸中，更不能用开口容器放易燃溶剂。倾倒易燃溶剂应远离火源，最好在通风橱中进行。蒸馏易燃溶剂（特别是低沸点易燃溶剂），整套装置切勿漏气，接收器支管与橡皮管相连，使余气通往水槽或室外。

（3）使用易燃、易爆气体，如氢气、乙炔等时要保持室内空气畅通，严禁明火，并应防止一切火星发生。应该明白，敲击、铁钉摩擦、马达炭刷或电器开关（包括电话）等都有可能产生火花，应特别予以注意。

（4）常压操作时，全套装置一定要与大气相通，切勿造成密闭体系。减压蒸馏时，要用圆底烧瓶作接收器，不可用锥形瓶，否则可能发生炸裂。加压操作时（如高压釜、封管等），应经常注意釜内压力有无超过安全负荷、选用封管的玻璃厚度是否适当、管壁是否均匀，并有一定的防护措施。

（5）开启有挥发性液体的瓶塞和安瓿瓶时，必须先充分冷却，然后开启（开启安瓿瓶时需用布包裹），开启时瓶口必须朝向无人处，以免液体喷溅而导致伤害。如遇瓶塞不易开启时，必须注意瓶内贮存物的性质，切不可贸然用火加热或乱敲瓶塞等。

（6）反应过程中可能产生有毒或腐蚀性气体的实验，必须在通风橱内进行。实验后器皿应及时清洗，实验时不得将头伸入橱内。

（7）使用有毒药品时要小心操作，妥善保管，不准乱放。实验中所用的剧毒物质应有专人负责收发，并向使用者提出必须遵守的操作规程。实验后有毒残渣必须作妥善而有效的处理，不准随意丢弃。

（8）有些实验可能产生危险性化合物，操作时需特别小心。某些类型的化合物具有爆炸性，如叠氮化物、干燥的重氮盐、硝酸酯、多硝基化合物等，使用时须严格遵守操作规程。有些有机化合物如醚或共轭烯烃，久置后会生成易燃易爆的过氧化物，使用前需经特殊处理。

（9）有些毒害物质会渗入皮肤。因此，在接触固体或液体有毒物质时，必须戴塑胶手套，操作后立即洗手，切勿让有毒物品沾及五官或伤口。例如，氰化钠沾及伤口后会随血液循环至全身，严重者会造成中毒死亡事故。

（10）使用电器时，应防止人体与电器导电部分直接接触，不可用湿手或手握湿物接触电源插头、开关等。为防止触电，设备或装置的金属外壳等都应妥善接地。实验后应及时切断电源，并将连接电源的插头拔下。

2. 事故的处理与急救

（1）火灾　一旦发生火灾，不要惊慌失措，应立即采取各种相应措施，把事故损失减到最小。首先，马上熄灭附近所有火源，切断电源，并移开附近的易燃物质。如果是少量溶剂（几毫升）着火，可任其烧完。如果锥形瓶内溶剂着火，用石棉布或湿布盖灭。小火可用湿布或黄砂盖灭。

火较大时应根据具体情况采用下列灭火器材。

干粉灭火器：干粉灭火器可扑灭一般火灾，还可扑灭油、气等燃烧引起的失火。干粉灭火器是利用二氧化碳气体或氮气气体作动力，将筒内的干粉喷出灭火的。其内部干粉无毒、无腐蚀性、不导电，因此可用于扑救带电设备的火灾，也可用于扑灭油类、有机溶剂等易燃液体、可燃性气体和珍贵仪器设备的火灾。

四氯化碳灭火器：用以扑灭电器附近的火。四氯化碳有毒，高温时产生剧毒光气，不能在狭小和通风不良的实验室中使用；另外，四氯化碳和金属接触会发生爆炸，有金属钠存在应避免使用。

二氧化碳灭火器：又称干冰灭火器，是药学实验室中常用的一种灭火器，钢筒内装有压缩的液态二氧化碳，使用时打开开关，二氧化碳气体即喷出，用以扑灭有机物及低压电器设备火灾。使用时应注意，一手提灭火器，一手应握在喷二氧化碳喇叭筒的把手上。因喷出二氧化碳时压力骤然降低，温度也骤降，手若握在喇叭筒上易被冻伤。

泡沫灭火器：内部分别装有含发泡剂的碳酸氢钠溶液和硫酸铝溶液，使用时将筒身颠倒，两种液体混合反应生成大量二氧化碳。灭火器筒内压力突然增大，大量二氧化碳泡沫喷出。非大火通常不用泡沫灭火器，因其后处理较麻烦，现该类型灭火器已基本淘汰。

无论用何种灭火器，都应从火的四周开始向中心扑灭。

油浴和有机溶剂着火时绝对不能用水浇，因为这样反而会使火蔓延开来。

若衣服着火，切勿奔跑，用厚的外衣包裹使熄灭。较严重者应躺在地上（以免火焰烧向头部），用防火毛毯紧紧包住打滚，直到火熄灭，或打开附近的自来水用水冲淋熄火。烧伤严重者应急送医疗单位。

（2）眼伤　在实验室中眼睛很容易受到伤害。飞溅出的腐蚀性化学药品和化学试剂，进入眼睛会引起灼伤和烧伤；在操作过程中，溅出的碎玻璃片或固体颗粒，也会使眼睛受到伤害。更有甚者，有可能发生的爆炸事故，更容易使眼睛受到损伤。因此，在有危险性的实验中，尽可能佩戴合适的防护目镜。

倘若有化学药或酸碱液溅入眼睛，应尽快用大量的水冲洗眼睛和脸部，并赶快到最近医院进行治疗。若有固体颗粒或碎玻璃进入眼睛，请切记不要揉眼睛，立即去有关医院进行诊疗。

酸：立即用大量水冲洗，再用1%碳酸氢钠溶液洗。

碱：立即用大量水冲洗，再用1%硼酸溶液洗。

溴：立即用大量水冲洗，再用1%碳酸氢钠溶液洗。

玻璃：用镊子移去碎玻璃，或在盆内用水洗，切勿用手揉动眼睛。

（3）割伤　用水充分清洗伤口，并取出伤口中的玻璃或固体物，用无菌绷带扎住或创可贴进行包扎、保护。大伤口应先压紧主血管防止大量出血，并立即送医疗单位救治。

（4）烫伤　轻伤可立即将受伤部位浸入冷水或冰水中 5min 以上以减轻疼痛，再涂烫伤膏。重伤涂烫伤膏后立即送医院治疗。

（5）化学试剂灼伤　对于不同的化学试剂灼伤，处理方法不同。

酸：立即用大量水冲洗，再用 3%～5% 的碳酸氢钠溶液淋洗，最后再用水洗。严重者将蚀伤部位擦干，到医院治疗。

碱：立即用大量水冲洗，再用 2% 醋酸溶液或 1% 硼酸溶液洗，最后再用水洗。严重者将蚀伤部位擦干，到医院治疗。

溴：立即用大量水冲洗，再用乙醇擦至无溴液存在为止。然后涂上甘油或烫伤油膏。或用 10% 硫代硫酸钠溶液淋洗或用湿的硫代硫酸钠纱布覆盖伤处。

钠：可见的小块用镊子移去，其余与碱灼伤处理相同。

有机物：用乙醇可以除去大部分有机物。然后再用肥皂和温水洗涤即可。如果皮肤被酸等蚀伤严重，将伤处浸在水中至少 3h，并到医院诊疗。

（6）中毒　溅入口中尚未咽下者应立即吐出，用大量水冲洗口腔。如已吞下，应根据毒物性质给予解毒剂，并立即送医院治疗。

腐蚀性毒物：对于强酸，先饮大量水，然后服用氢氧化铝乳剂、鸡蛋清（白）等；对于强碱，也应先饮大量水，然后服用醋、酸果汁、鸡蛋清（白）。不论酸或碱中毒都应再以牛奶灌注，不要吃催吐剂。

刺激剂及神经性毒物：先给牛奶或鸡蛋清（白）使之立即冲淡并缓解，再用一大匙硫酸镁（约 30g）溶于一杯水中催吐。有时也可用手指伸入喉部促使呕吐，然后立即送医院救治。

吸入气体中毒者，将中毒者移至室外，解开衣领及纽扣，使其呼吸新鲜空气，必要时进行人工呼吸。吸入少量氯气或溴者，可用碳酸氢钠溶液漱口。

为处理事故需要，实验室应备有急救箱，内置有以下一些物品：①绷带、纱布、棉花、橡皮膏、医用镊子、剪刀等；②凡士林、玉树油或鞣酸油膏、烫伤膏及消毒剂等；③醋酸溶液（2%）、硼酸溶液（1%）、碳酸氢钠溶液（1% 及饱和）、乙醇、甘油、碘酒等。

三、化学药品、试剂的存储及使用

1. 化学药品贮存　一般实验室中不应存储过多的化学药品和试剂，应遵循按需领取的原则。

在大多数情况下，实验室所用的化学药品都贮存在带磨口塞（最好是标准磨口）的玻璃瓶内，高黏度的液体放在广口瓶中，一般性液体存放在细颈瓶内，氢氧化钠和氢氧化钾溶液保存在带橡皮塞或塑料塞的瓶内。对于能够与玻璃反应的化合物（如氢氟酸），则使用塑料或金属容器，碱金属存放在煤油中，黄磷则需以水覆盖。

对光敏感的化合物，包括醚在内，都有形成过氧化物的倾向，在光作用下更是如此，应将它们贮藏在棕色玻璃瓶中。

对产生毒性或腐蚀性蒸气的物质（如溴、发烟硫酸、盐酸、氢氟酸）建议放在通风橱内。

少量的或对潮湿和空气敏感的物质要密封贮存于玻璃安瓿瓶中。

某些毒品（如氰化物、砷及其化合物等）应按有关部门的规定进行贮存。

2. 化学药品使用中的注意事项　有机溶剂具有易燃和有毒的特点。

易燃的有机溶剂在室温时有较大的蒸气压。当空气中混杂易燃有机溶剂的蒸气压达到一极限时，遇到明火会发生燃烧爆炸。而且有机溶剂蒸气都较空气的密度大，会沿着桌面或地面飘移至较远处，或沉积在低洼处。因此，在实验中用剩的火柴梗切勿乱丢，以免引起火灾。也不要将易燃溶剂倒入废物缸中，更不能用开口容器盛放易燃溶剂。

有机溶剂以较为隐蔽的方式产生对人的毒害，在使用中应注意最大限度地减少与有机溶剂的直接接触，不要掉以轻心。实验室中应充分通风。在规范的操作下，有机溶剂不致造成任何健康问题。操作有毒试剂和物质时，必须戴橡皮手套或一次性塑料手套，操作后立即洗手。注意切勿让有毒物质触及五官或伤口。

四、废品的销毁

碎玻璃和其他锐角的废物不要丢入废纸篓或类似的盛器中，应该使用专门的废物箱。

不要把任何用剩的试剂倒回原试剂瓶中，因为：一是会对试剂造成污染，影响其他人的实验；二是由于操作疏忽导致错误引入异物，有时会发生剧烈的化学反应甚至引起爆炸。

危险的废品，如会放出毒气或能够自燃的废品（活性镍、磷、碱金属等），决不能丢弃在废物箱或水槽中。不稳定的化学品和不溶于水或与水不混溶的溶液也禁止倒入下水道。应将它们分类集中后处理。对倒掉后能与水混溶，或能被水分解或腐蚀性液体，必须用大量的水冲洗。

金属钾或钠的残渣应分批地加到大量醇中予以分解（操作时须戴防护目镜）。

五、实验药品的规格

化学药品根据所含杂质数量的不同分成若干等级。我国的药品规格一般有：试剂一级（G.R），即保证试剂，俗称优级纯；试剂二级（A.R），即分析试剂，俗称分析纯；试剂三级（C.P），即化学纯净试剂，俗称化学纯；试剂四级（L.R），即实验试剂；以及工业品（T.P）。

试剂一级纯度较高，工业品则含有较多杂质。药品纯度越高价格越贵。在不影响实验结果的前提下，应尽量考虑用低规格的药品。

六、实验药品取用和称量

在称取药品和试剂前，首先应注意对照和验证标签上的品名与规格，然后根据药品（试剂）的性状选用合适的称取方法。在常量制备实验中，可用一般托盘天平（精度0.1g）。半微量制备时，台称的灵敏度达不到要求，这时可使用天平（扭力天平精度0.01g，分析天平精度0.001g）。进行有机定量分析实验时，要用分析天平进行称重。

1. 固体药品（试剂）的取用和称量 固体药品（试剂）称重时，可以用玻璃容器或称量纸进行。易吸潮的药品（试剂）可选用干燥的称量瓶（带盖）迅速称取。

2. 液体药品（试剂）的取用和称量 一般的液体试剂可用量筒量取或采用称重的方法称取。当需要少量取用时，可用移液管或吸量管量取。具有刺激性气味或易挥发的液体，需在通风橱（毒气柜）中量取。

七、玻璃仪器的洗涤

在实验室中每个人都应养成"用后即洗"的习惯，避免残留物质固化，造成洗涤困难。有些留在烧瓶里的残渣随着时间的推延会侵蚀玻璃表面，洗涤工作拖延将带来很多困难。一般性清洗，先用自来水冲洗，然后用去污粉或洗衣粉进行洗涤；当瓶内留有碱性残渣或酸性残渣时，可用酸液或碱液来处理；若残渣可能溶于某种有机溶剂，则应选用适当的有机溶剂将残渣溶解；对于不易清洗的残渣及黏附在玻璃壁上的污垢，可先用纸擦去，再使用洗液来洗涤。最后，将洗净的仪器用自来水清洗 2~3 次。用于精制产品或有机分析实验的玻璃仪器，洗涤干净后，还需用蒸馏水淋洗 2~3 次。洗净的玻璃仪器应清洁透明，内壁能完全被水湿润，不挂水珠。洗净后的玻璃仪器，可让其自然晾干，或使用电吹风、气流烘干器、烘箱等将仪器干燥。

1. 洗涤液 洗涤玻璃仪器时，应根据实验要求、污物的性质及污染程度，合理选用洗涤液。实验室常用的洗涤液有以下几种。

（1）水 可用来洗涤水溶性污物。

（2）热肥皂液和合成洗涤剂 是实验室常用的洗涤液，洗涤油脂类污垢效果较好。

（3）铬酸洗液 铬酸洗液是等体积的浓硫酸与饱和重铬酸钾溶液混合配制而成，它的强氧化性足以除去器壁上的有机物和油垢。对于前述洗法仍洗不净的仪器可用铬酸洗液先浸后洗的方法清洗。对一些管细、口小、毛刷不能刷洗的仪器，采取这种洗法效果很好。用铬酸洗液清洗时，先用洗液将仪器浸泡一段时间，对口小的仪器可先往仪器内加入量为仪器容积 1/5 的洗液，然后将仪器倾斜并慢慢转动仪器，目的是让洗液充分浸润仪器内壁，然后将洗液倒出。如果仪器污染程度很重，采用热洗液效果会更好些，但加热洗液时，要防止洗液溅出，洗涤时也要格外小心，防止洗液外溢，以免灼伤皮肤。洗液具有强腐蚀性，使用时千万不能用毛刷蘸取洗液刷洗仪器。如果不慎将洗液洒在衣物、皮肤或桌面时，应立即用水冲洗。废的洗液应倒在废液缸里，不能倒入水槽，以免腐蚀下水道和污染环境。

洗液用后，应倒回原瓶。可反复多次使用，多次使用后，铬酸洗液会变成绿色，这时洗液已不具有强氧化性，不能再继续使用。

（4）有机溶剂 乙醇、乙醚、丙酮、汽油、石油醚等有机溶剂均可用来洗涤各种油污。但有机溶剂易着火，有的甚至有毒，使用时应注意安全。

（5）实验室专门准备的酸缸或碱缸 酸缸使用 pH 大于 1 的单酸和混酸均可，碱缸使用体积比约 1∶1 的 50% 氢氧化钠溶液和乙醇即可。

2. 洗涤方法 洗涤玻璃仪器时，可采用下列几种方法。

（1）振荡洗涤 又叫冲洗法，是利用水把可溶性污物溶解而除去。往仪器中注入少量水，用力振荡后倒掉，依此连洗数次。

（2）刷洗法 玻璃仪器的洗涤，一般是用毛刷和去污粉或洗衣粉刷洗器壁，直至污物除去为止，再用自来水清洗。毛刷有不同形状和型号，可根据仪器的形状、大小选用。洗涤时，要注意不要让毛刷的铁丝摩擦仪器磨口。毛刷够不到的地方，可将毛刷的铁丝柄适当弯曲，直到可以刷到污物为止，有时去污粉的微粒会黏附在器壁上不易被水冲走，此时可用 1%~2% 盐酸摇洗一下，再用自来水清洗。当仪器倒置，器壁不再挂水珠时，即已洗净，否则需重新洗涤。

（3）浸泡洗涤 对不溶于水、刷洗也不能除掉的污物，可利用洗涤液与污物反应转化成可溶性物质而除去。如已知瓶中残渣为碱性时，可用稀盐酸或稀硫酸溶解；残渣为酸性时，可用稀氢氧化钠溶液除去；已知残渣溶于某种常用溶剂时，可用适量该溶剂溶解除去；先在酸缸或碱缸中浸泡后水洗；或先把仪器中的水倒尽，倒入少量洗液，转几圈使仪器内壁全部润湿，再将洗液倒入洗液回收瓶中，用自来水冲洗和去离子水润洗。用洗液浸泡一段时间效果更好。

（4）超声波清洗法　利用超声波震动除去污物。可清洗不适合洗液清洗的仪器。往超声波清洗仪中注入清水，加入少量洗涤剂，放入待清洗的仪器，根据仪器的污秽程度确定超声仪清洗时间，最后用自来水将仪器漂洗干净。

（5）减压抽洗法　砂芯玻璃滤器在使用后须立即清洗，针对滤器砂芯中残留的不同沉淀物，采用适当的洗涤剂先溶解砂芯表面沉淀的固体，然后用减压抽洗法反复用洗涤剂把砂芯中残存的沉淀物全部抽洗掉，再用蒸馏水冲洗干净，于110℃烘干，保存在防尘的柜子中。

药物化学实验反应种类繁多而复杂，应根据实验的具体情况，采用各种手段清洗。用于某些特殊实验或供分析用的仪器，除用上述洗涤方法处理外，需要用蒸馏水清洗，以除去自来水冲洗时带入的杂质。

3. 注意事项

（1）在酸缸、碱缸进行任何操作时都要戴耐酸碱的橡胶手套，一旦沾到皮肤，立即用大量水冲洗。在使用酸缸、碱缸发现无法溶解杂质时，先交换浸泡，若大量仪器中的杂质都无法溶解，则需要更换酸液或碱液。

（2）带有精密刻度的计量容器不能用加热方法干燥，否则会影响仪器的精度，可采用晾干或冷风吹干的方法干燥。

（3）不允许盲目使用各种试剂和有机溶剂来清洗仪器，这样不仅浪费，而且还会带来危险。

（4）马上要使用的仪器，可将水尽量沥干，然后用少量丙酮或乙醇摇洗，再用吹风机吹干。

八、实验预习、记录和报告

1. 实验预习　在实验前，对所做的实验应该做好预习工作。预习工作包括反应的原理，反应机制，可能发生的副反应、实验操作的原理和方法，产物提纯的原理和方法，注意事项及实验中可能出现的危险及处置方法，应给出详细的报告。同时还要了解反应中化学试剂的化学计量学用量，对化学试剂和溶剂的理化常数等要记录在案，以便查询。

2. 实验记录　做好实验记录和实验报告是每一个科研人员必备的基本素质。实验记录应记在专门的实验记录本上，实验记录本应有连续页码。所有观察到的现象、实验时间、原始数据、操作和处理方法、步骤均及时、准确、详细地记录在记录本上，必须按其所获得的时间顺序记录，必须注明日期，保证实验记录的完整性、连续性和原始性。记录必须简明、字迹整洁，有差错的记录只能打叉而不能涂掉。将实验情况记录在便条纸、纸巾等做法都是错误的。另外，记录要做到简要明确，字迹整洁。

3. 实验报告　实验报告是总结实验进行的情况、分析实验中出现的问题和整理归纳实验结果必不可少的基本环节，是把直接的感性认识提高到理性认知层面的必要步骤。同时通过实验报告也反映出每个同学的水平，是评分的重要依据。实验报告具有原始性、纪实性、试验性的特点。报告中应填入所有的原始数据和观察到的现象。

报告具体内容如下（合成实验报告）。

实验题目：高度概括本实验的内容。

实验人员：实验者姓名、专业、班级及同组实验者姓名等。

实验目的：写出本次实验所要达到的教学目的。

实验原理：实验的理论依据与实验所采用的方法及反应式，反应式应包括主反应和副反应方程式。

主要试剂：实验药品的数量、级别，试剂和中间体的物理常数。

实验装置：写出所用仪器、设备的规格和数量，同时要画出实验装置图。

实验步骤：详细写出实验步骤和操作过程、分析方法，同时指出操作特点及注意事项。

实验记录：以表格或其他格式记录原始数据、现象等，如产品外观、质量等。

实验结果：计算产率，分析结果，以表格、方程图或图示等形式表达。

问题与讨论：指出存在的问题及改进方法，最后分析总结。对书中思考与问答给予解答。

第二部分 药物合成中分离纯化及结构鉴定的基本方法

一、分离纯化的方法

（一）液体化合物的分离与提纯方法

有机合成产生的液体化合物其分离纯化一般采用萃取、蒸馏的方法。根据待分离组分和理化性质的不同，蒸馏可以分为简单蒸馏和精馏（分馏）；根据装置系统内的压力不同又可分为常压和减压蒸馏，具体内容参见有机化学实验相关书籍。在此主要介绍目前实验室常用的旋转蒸发法。

旋转蒸发操作是分离有机溶剂常用的方法。旋转蒸发操作是在旋转蒸发仪内完成的，旋转蒸发仪是一种化学实验室常用的实验仪器，其通过蒸馏作用可以有效地提纯某些化学组分。

旋转蒸发仪的真空系统可以是简单的浸入冷水浴中的水吸气泵，也可以是带冷却管的机械真空泵。现代设备通常都增加了例如数字控制真空泵、数字显示加热温度甚至蒸汽温度等功能。

旋转蒸发仪可以在常压或减压下使用，可一次进料，也可分批进料。由于蒸发器在不断旋转，旋转蒸发仪通过电子控制，使烧瓶在最适合速度下，恒速不断旋转，可免加沸石而不会暴沸。同时，液体附于壁上形成了一层液膜，加大了蒸发面积，使蒸发速度加快。通过真空泵使蒸发烧瓶处于负压状态，蒸发烧瓶在旋转同时置于水浴锅中恒温加热，瓶内溶液在负压下在旋转烧瓶内进行加热扩散蒸发。旋转蒸发器系统可以密封减压至 400~600mmHg；用加热浴加热蒸馏瓶中的溶剂，加热温度可低于或接近该溶剂的沸点；同时还可进行旋转，速度为 50~160r/min，使溶剂形成薄膜，增大蒸发面积。此外，在高效冷却器作用下，可将热蒸气迅速液化，加快蒸发速率。

旋转蒸发仪多数情况下用来分离低沸点的成分，例如己烷、乙酸乙酯。这些成分在室温和常压状态下呈液态。另外，通过规范的操作，也可以达到去除样品所含的某种成分。

由于蒸发仪被抽真空，待蒸馏的溶剂沸点降低。如果真空泵系统能达到足够的真空度，高沸点的溶剂如水（标准大气压沸点为100℃）、二甲基甲酰胺（标准大气压沸点为153℃）、二甲基亚砜（标准大气压沸点为189℃）也可以被蒸馏。例如，如果真空度从760mmHg降低至5mmHg，二甲基甲酰胺和二甲基亚砜在50℃时就可以沸腾。

旋转蒸发仪的基本原理就是减压蒸馏。相比在真空泵的作用下使用标准的蒸馏玻璃组件（不带旋转的蒸馏装置）实现的减压蒸馏，旋转蒸发仪的减压蒸馏具有如下优点：①由于液体样品和蒸发瓶间的惯性和摩擦力的作用，液体样品在蒸发瓶内表面铺展并形成一层液体薄膜，相比静止状态下，样品受热及蒸发面积增大；②样品的旋转所产生的作用力所形成的液膜，有效抑制样品的起泡沸腾。

综上特征以及其便利的特点，使现代化的旋转蒸发仪可用于快速、温和地对绝大多数样品进行蒸馏。

认识旋转蒸发仪的优点外，旋转蒸发仪应用中具有的不足之处是某些样品的沸腾，例如乙醇和水，将导致实验者收集样品的损失。操作时，通常可以在蒸馏过程的初始阶段时缓慢地调节真空泵的工作强度或者加热体系的温度防止沸腾，或者向样品中加入防暴沸颗粒。对于特别难以蒸馏的样品，包括易产生泡沫的样品，也可以对旋转蒸发仪配置特殊的冷凝管。

另外，在操作旋转蒸发仪的过程中存在着一定的危险，包括使用的玻璃组件的裂纹引起的爆炸。在蒸馏的过程中，冷却不稳定的非单一组分样品时也会产生爆炸，例如蒸馏含有过氧化物的稀溶液。在蒸馏处理一些稳定性未知的化合物时也可能发生爆炸，例如含硝基的化合物、乙炔化物等。

旋转蒸发仪使用中应注意：

（1）玻璃零件接装应轻拿轻放，装前应洗干净，擦干或烘干。

（2）各磨口、密封面、密封圈及接头安装前都需要涂一层真空脂。

（3）加热槽通电前必须加水，不允许无水干烧。

（4）旋转蒸发仪必须使用保险丝，以免损坏烧瓶。

（5）如真空抽不上来需检查：各接头、接口是否密封；密封圈、密封面是否有效；主轴与密封圈之间真空脂是否涂好；真空泵及其皮管是否漏气；玻璃件是否有裂缝、碎裂、损坏的现象。

（二）固体化合物的提纯方法

化学合成药物的纯度和质量是关系到人身安危的重大问题。为了获得高纯度的药品，对最终成品及关键中间体必须进行提纯和精制。固体物质一般采用结晶（重结晶、分级结晶等）或升华的方法进行纯化。

（三）常用色谱方法

色谱（又称层析）是一种物理的分离方法。它的分离原理是使混合物中各组分在两相间进行分配，其中一相是不动的，称为固定相，另一相是携带混合物流过此固定相的流体，称为流动相。当流动相中所含混合物经过固定相时，就会与固定相发生作用。由于各组分在性质和结构上有差异，与固定相发生作用的大小、强弱也有差异，因此在同一推动力作用下，不同组分在固定相中的滞留时间有长有短，从而按先后不同的次序从固定相中流出。这种借助在两相间分配差异而使混合物中各组分分离的技术，称为色谱法。

1. 薄层色谱　薄层色谱（TLC）是一种简单实用的实验技术，属固液层析。

一般薄层色谱的固定相是硅胶或氧化铝。在层析过程中，吸附剂对样品中各组分的吸附力不同，当展开剂流过时，各组分被展开剂从吸附剂上洗脱下来的难易程度不同，从而造成各组分移动时的速度差别，而达到分离的目的。

薄层色谱可以用来分离混合物、鉴定精制化合物、测量混合物中各组分的含量、测定样品纯度。其展开时间短，几分钟就能达到分离目的，分离效率高，还可用制备板分离几毫克到几百毫克的样品。在药物合成实验中，还是一种非常有用的跟踪反应的手段，利用薄层色谱观察原料斑点的逐步消失来判断反应是否完成，跟踪反应进程和确定反应的终点；也常用作柱色谱的先导，可用于柱色谱分离中展开剂的选择，也可监视柱色谱分离状况和效果。

2. 柱色谱　柱色谱是通过色谱柱来实现分离的，主要用于大量化合物的分离。色谱柱内装有固体吸附剂，也就是固定相，如氧化铝或硅胶等。液体样品从柱顶加入，在柱的顶部被吸附剂吸附，然后从柱的顶部加入有机溶剂也就是展开剂进行洗脱。由于吸附剂对各组分的吸附能力不同，各组分以不同速度下移，被吸附较弱的组分在流动相里的含量较高，以较快的速度下移。各组分随溶剂按一定顺序从色谱柱下端流出，分段收集流出液，再用薄层色谱来鉴定各组分。

柱色谱的分离条件可以套用该样品的薄层色谱条件，分离效果亦相同。

3. 纸色谱　纸色谱是以滤纸为载体，用一定的溶剂系统展开而达到分离、分析目的的色谱方法。此法可用于定性，亦可用于分离制备微量样品。纸色谱的原理是分配色谱。滤纸是载体，水为固定相，展开剂为流动相。试样在固定相水与流动相展开剂之间连续抽提，依靠溶质在两相间的分配系数不同而达到分离的目的。物质在两相之间有固定的分配系数，在纸色谱上也有固定的比移值。

纸色谱法操作时，将待试样品溶于适当溶剂，点样于滤纸一端，另用适当挑选的溶剂系统，从点样的一端通过毛细现象向另一端展开。展开完毕，滤纸取出阴干，以适当显色剂显色，即得纸色谱，往往用比移值 R_f 来表示某一化合物在纸色谱中的位置。

4. 高效液相色谱　高效液相色谱（HPLC）是一种具有高灵敏度、高选择性的高效、快速分离分析技术，是色谱法的一个重要分支，以液体为流动相，采用高压输液系统，将具有不同极性的单一溶剂或不同比例的混合溶剂、缓冲液等流动相泵入装有固定相的色谱柱，在柱内各成分被分离后，进入检测器进行检测，从而实现对试样的分析。HPLC 广泛应用于医药分析的各个领域，在药品质量控制如主要成分的定性定量分析、杂质的限量检查和测定、稳定性考察、药物合成反应的监测、药物体内过程和代谢动力学研究、中药的成分研究及人体内源活性物质的测定中，HPLC 都是重要的分析手段。

（四）光学异构药物的拆分

药物的立体结构与生物活性密切相关。含手性中心的药物，其对映体之间的生物活性往往有很大的差异。研究表明药物立体异构体药效差异的主要原因是他们与受体结合的差异。

近年来人们对光学异构体间的药效有了长足的认识，以单一异构体供药用已引起各方面的重视，今后的新药研制将日益朝着单一光学异构体药物的方向发展。

对映异构体的药物一般可以通过不对称合成或拆分方法得到。然而就目前医药工业生产而言，尚未有成熟的不对称合成方法用于药物的大量生产，因此，拆分仍然是获得手性药物的重要方法。

1. 播种结晶法　在外消旋体的饱和溶液中加入其中一种纯的单一光学异构体（左旋或右旋）结晶，使溶液对这种异构体成过饱和状态，然后在一定温度下该过饱和的旋光异构体优先大量析出结晶，迅速过滤得到单一光学异构体。再往滤液中加入一定量的消旋体，则溶液中另一种异构体达到饱和，经冷却过滤后得到另一个单一光学异构体，经过如此反复操作，连续拆分便可以交叉获得左旋体和右旋体。

播种结晶法的优点是不需用光学拆分剂，因此原料消耗少、成本低。而且该法操作较简单、所需设备少、生产周期短、母液可套用多次、拆分收率高。但该法仅适用于两种对映体晶体独立存在的外消旋混合物的拆分，对大部分只含一个手性碳原子的互为对映体的光学异构药物，无法用播种结晶法进行拆分。另外，播种结晶法拆分的条件控制也较麻烦，制备过饱和溶液的温度和冷却析晶的温度都必须通过实验加以确定，拆分所得的光学异构体的光学纯度不高。

2. 形成非对映异构盐法 对映异构体一般都具有相同的理化性质，用重结晶、分馏、萃取及常规色谱法不能分离。而非对映异构体的理化性质有一定差异，因此利用外消旋体的化学性质，使其与某一光学活性化合物（即拆分剂）作用生成两种非对映异构盐，再利用它们的物理性质（如溶解度）不同，将他们分离，最后除去拆分剂，便可以得到光学纯的异构体。目前国内外大部分光学活性药物，均用此法生产。

3. 酶拆分法 利用酶对光学活性异构体选择性的酶解作用，使外消旋体中的一个光学异构体优先酶解，而另一个难酶解，后者被保留而达到分离的目的。

4. 色谱拆分法 利用气相和液相色谱可以测定光学异构体纯度，进行实验室少量样品制备，推断光学异构体的构型和构象等。

二、产物的鉴定

（一）化合物纯度的鉴定

药物化学的合成过程往往伴随有副反应的产物，合成后的产品需要提纯和鉴定。合成得到的化合物是否为目标产物，在进行其结构鉴定之前，首先要对化合物的纯度进行鉴定。化合物纯度的鉴定方法有多种，可以根据样品的物理和化学性质、样品量选用不同的鉴定方法。

1. 熔点测定法 有机物是分子晶体，有固定的熔点。纯的化合物，其熔程很短，一般在1℃之内，而一旦混入杂质，熔点下降，熔程加宽，所以可通过测定有机物的熔点判断有机物的纯度，这是鉴定化合物纯度的一种简便方法。

重结晶前后化合物的熔点和熔距也可推断化合物的纯度，前后相差大，说明还要重结晶处理。

2. 薄层色谱法 可以采用薄层色谱法对样品纯度进行鉴定，如果样品在薄层板上展开后只有一个斑点且无拖尾现象，则可判定样品为纯物质。但是采用这种方法鉴定纯度时，要选用不同极性的展开剂及选用多个显色剂做实验，只有在多种条件下均为一个斑点，才能下结论样品为纯物质。

3. HPLC 法 基于 HPLC 的纯度鉴定，因为常用的系统较少，加之其分离效果好，一般不要求选择三种分子间作用力不同的溶剂系统，只需选三种不同极性的溶剂系统，使目标峰在不同的保留时间出峰，若均为单一峰型，可下结论样品为 HPLC 纯。

4. 质谱法 基于软电离质谱的纯度鉴定，如 ESI - MS、APCI - MS。大极性化合物选用 ESI - MS，极性很小的化合物选用 APCI - MS，这些软电离质谱的特点是只给出化合物的准分子离子峰。如果样品不纯，则除了应有的准分子离子峰外，还会检出多对未知物的准分子离子峰。此方法不但可以确定样品的纯度，还能明确混杂物的分子量。

5. 核磁共振谱法 基于核磁共振的纯度鉴定，从氢谱中如果发现有很多积分不到 1 的小峰，就有可能是样品中的杂质。利用门控去偶的技术通过对碳谱的定量也能实现纯度鉴定。

以上的方法都难以区分对映异构体，对映异构体的纯度鉴定，采用下述的光学纯度法。

6. 光学纯度法 光学纯度，又称旋光纯度，通常用% o. p. 表示。一个化合物的光学纯度是它与纯品的比旋光度的百分比。光学纯度是用于对映体组成的术语之一，它指的是对映体样品的测定的旋光与最大（或绝对）旋光之比。

$$光学纯度 = \frac{测得样品的比旋光度}{纯对映体的比旋光度} \times 100\%$$

光学纯度是衡量旋光性样品中一个对映体超过另一个对映体的量的量度，即对映体过量（enantiomeric excesses，ee）。若一个纯的光学活性物质是100%的一种对映异构体，那么一个外消旋体的光学纯度则为0。如某旋光性样品是由一对对映体R-和S-异构体组成，R-异构体含量为20%，S-异构体的含量为80%，其光学纯度则为60%。样品中有多于60%的S-异构体，有40%是外消旋体。

$$光学纯度(ee\%) = 百分余数 = \left| \frac{[R]-[S]}{[R]+[S]} \right| \times 100\% = |R\% - S\%|$$

（二）元素分析

组成有机化合物的元素主要有碳（C）、氢（H）、氧（O）、氮（N）、硫（S）等，一般通过测定其中的C、H、N等元素的含量来确定化合物的纯度。通过测定有机化合物中各元素的含量，可确定化合物中各元素的组成比例进而得到该化合物的分子式。

1. Pregl法测定碳和氢 这是几十年来常用的碳、氢分析方法。用微量天平准确称取3～4mg试样置于装有氧化铜的石英管中，通空气燃烧，生成H_2O和CO_2，然后用H_2O和CO_2吸收管分别将其吸收。称量两个吸收管的增重，求得H和C的含量。

2. Dumas法测定氮 微量Dumas法如同Pregl法，是常用的氮的分析方法。准确称取3～4mg的试样置于填充有CuO的石英管中，在CO_2气流中通氧燃烧，生成氮氧化物、CO、CO_2和H_2O混合气体，CuO将氮氧化物氧化为NO_2，将CO氧化为CO_2，然后利用还原铜把NO_2还原为N_2，混合气体成分就是N_2、CO_2和H_2O。载气CO_2将混合气体送入装有50% KOH水溶液的量氮计中，H_2O和CO_2完全被吸收，N_2不被吸收，留在量氮计中，测量该气体的体积，并经温度和压力等因素的校准计算，最后换算成质量，求得N_2量。

3. 碳、氢、氮、硫同时测定方法 现代仪器分析方法可以对有机化合物中的碳、氢、氮、硫、氧同时进行测定，其方法是在微量Dumas法的基础上进行的改进。例如德国Elementar公司生产的Vario EL Ⅲ型元素分析仪、美国Thermo公司生产的Flash EA1112元素分析仪均可同时测定碳、氢、氮、硫、氧等元素。

（三）波谱解析法

药物的结构鉴定主要由紫外-可见光谱、红外光谱、核磁共振谱和有机质谱法等组成，一般简称"四谱"，合成的药物都必须经过波谱表征来确定其结构。这些现代物理分析方法具有测定简便、灵敏度高、一次性提供结构信息多等特点，在药物的鉴别、化学结构确定、反应产物分析、异构体区分及药物的纯度检查等方面得到了广泛的应用。

紫外-可见吸收光谱提供的信息主要涉及化合物中所含的共轭体系或羰基、硝基等生色团以及与它们直接关联部分的结构。紫外吸收光谱通过谱图中吸收带的位置（即最大吸收波长λ_{max}）、强度（摩尔吸光系数ε）和形状提供分子中有无芳香结构和共轭体系存在的信息。

红外光谱是一种根据分子内部原子间的相对振动和分子转动等信息来确定物质分子结构和鉴别化合物的分析方法。按吸收峰的来源，可以将4000～400cm^{-1}的红外光谱图大体上分为特征频率区（4000～1300cm^{-1}）以及指纹区（1300～400cm^{-1}）两个区域。其中特征频率区中的吸收峰基本是由基团的伸缩振动产生，数目不是很多，但具有很强的特征性，因此在基团鉴定工作上很有价值，主要用于鉴定官能团。指纹区的情况不同，该区峰多而复杂，没有强的特征性，主要是由一些单键C—O、C—N和C—X（卤素原子）等的伸缩振动及C—H、O—H等含氢基团的弯曲振动以及C—C骨架振动产生。当分子结构稍有不同时，该区的吸收就有细微的差异。这种情况就像每个人都有不同的指纹一样，因而称为指纹区。指纹区对于区别结构类似的化合物很有帮助。

^{1}H－核磁共振光谱法（简称^{1}H－NMR）和^{13}C－核磁共振光谱法（简称^{13}C－NMR）。它们可提供分子中氢原子所处化学环境、相对数目及分子中碳"骨架"的信息，这些信息对于有机化合物及药物分子结构的研究是十分重要和必不可少的。

^{1}H－NMR谱是目前研究最充分的波谱，从常规^{1}H－NMR谱中可以得到如下三方面的结构信息。

（1）从化学位移可判断分子中存在质子的类型（如：—CH$_3$、—CH$_2$—、=CH、Ar－H、—OH、—CHO、…）及质子的化学环境和磁环境。

（2）从积分值可以确定每种基团中质子的相对数目。

（3）从偶合裂分情况可判断质子与质子之间的关系。

^{13}C－NMR谱提供的是有机化合物分子中处于不同化学环境的碳原子的信息，碳谱的灵敏度远低于氢谱，仅为1/5700。但是，目前常规的^{13}C－NMR谱采用全氢去偶脉冲序列而测定的全氢去偶谱，该谱图较氢偶合谱被检测灵敏度大大提高，一般情况下每个碳原子对应一个谱峰，谱图相对简化便于解析。

在有机化合物的质谱中，能给出有机分子的分子量；分子离子和碎片离子以及碎片离子和碎片离子的相互关系；各种离子的元素组成以及有机分子的裂解方式及其与分子结构的关系。目前，质谱已成为鉴定有机物结构的重要方法。

产物的鉴定及结构的表征是一项严谨的工作，是药物合成中至关重要的一环，上述介绍的是目前实验室中常规的方法，随着科学技术的发展，已有越来越多的新方法可用于结构分析及表征，限于篇幅及本书的适用对象为本科生，不在此一一赘述。

第三部分　药物化学基础实验

实验一　巴比妥的合成

【实验目的】

1. 通过合成巴比妥，了解药物合成的基本过程。
2. 掌握无水操作技术。

【实验原理】

巴比妥为长时间作用的催眠药。主要用于神经过度兴奋、狂躁或忧虑引起的失眠。巴比妥化学名为5,5－二乙基巴比妥酸，化学结构式为：

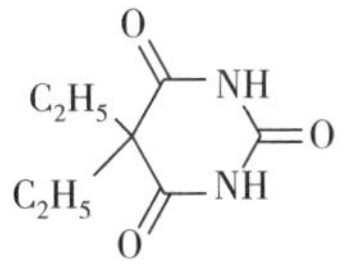

巴比妥为白色结晶或结晶性粉末，无臭，味微苦，m. p. 189～192℃，难溶于水，易溶于沸水及乙醇，溶于乙醚、三氯甲烷及丙酮。

合成路线如下。

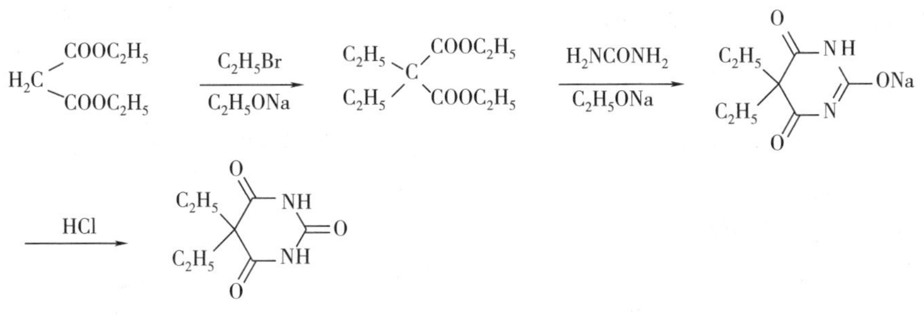

【仪器和试剂】

仪器：球形冷凝管，直形冷凝管，圆底烧瓶，三颈瓶，恒温油浴锅，搅拌子，温度计，烧杯，玻璃棒，抽滤瓶，布氏漏斗，量筒，砂浴，干燥管，滴液漏斗。

试剂：氯化钙，金属钠，邻苯二甲酸二乙酯，丙二酸二乙酯，溴乙烷，乙醚，无水硫酸钠，尿素，盐酸，活性炭，无水乙醇，无水硫酸铜。

【实验步骤】

1. 绝对乙醇的制备 在装有球形冷凝管（顶端附氯化钙干燥管）的 250ml 圆底烧瓶中加入无水乙醇 180ml，金属钠 2.0g，加几粒沸石，加热回流 30min，加入邻苯二甲酸二乙酯 6ml，再回流 10min。将回流装置改为蒸馏装置，蒸去前馏分。用干燥圆底烧瓶作接收器，蒸馏至几乎无液滴流出为止。量其体积，计算回收率，密封贮存。

检验乙醇是否有水分，常用的方法是：取一支干燥试管，加入制得的绝对乙醇 1ml，随即加入少量无水硫酸铜粉末。如乙醇中含水分，则无水硫酸铜变为蓝色硫酸铜。

2. 二乙基丙二酸二乙酯的制备 在装有搅拌器、滴液漏斗及球形冷凝管（顶端附有氯化钙干燥管）的 250ml 三颈瓶中，加入制备的绝对乙醇 75ml，分次加入金属钠 6.0g。待反应缓慢时，开始搅拌，用油浴加热（油浴温度不超过 90℃），金属钠消失后，由滴液漏斗加入丙二酸二乙酯 18ml，10~15min 内加完，然后回流 15min，当油浴温度降到 50℃以下时，慢慢滴加溴乙烷 20ml，约 15min 加完，然后继续回流 2.5h。将回流装置改为蒸馏装置，蒸去乙醇（但不要蒸干），放冷，残留物用 40~45ml 水溶解，转到分液漏斗中，提取酯层，水层以乙醚提取 3 次（每次用乙醚 20ml），合并酯与醚提取液，再用 20ml 水洗涤一次，醚液倾入 125ml 锥形瓶内，加无水硫酸钠 5.0g，放置。

3. 二乙基丙二酸二乙酯的蒸馏 将上一步制得的二乙基丙二酸二乙酯乙醚液，抽滤，滤液水浴下蒸去乙醚。瓶内剩余液，用装有空气冷凝管的蒸馏装置于砂浴上蒸馏，收集 218~222℃馏分（用预先称量的 50ml 锥形瓶接收），称重，计算收率，密封贮存。

4. 巴比妥的制备 在装有搅拌、球形冷凝管（顶端附有氯化钙干燥管）及温度计的 250ml 三颈瓶中加入绝对乙醇 50ml，分次加入金属钠 2.6g，待反应缓慢时，开始搅拌。金属钠消失后，加入二乙基丙二酸二乙酯 10.0g，尿素 4.4g，加完后，随即使内温升至 80~82℃。停止搅拌，保温反应 80min（反应正常时，停止搅拌 5~10min 后，料液中有小气泡逸出，并逐渐呈微沸状态，有时较激烈）。反应完成后，将回流装置改为蒸馏装置，在搅拌下慢慢蒸去乙醇，至常压不易蒸出时，再减压蒸馏尽。残渣用 80ml 水溶解，倾入盛有 18ml 稀盐酸（盐酸：水 = 1:1）的 250ml 烧杯中，调节 pH 3~4 之间，析出结晶，抽滤，得粗品。

5. 精制 粗品称重，置于 150ml 锥形瓶中，用水（16ml/g）加热使溶，加入活性炭少许，脱色 15min，趁热抽滤，滤液冷至室温，析出白色结晶，抽滤，水洗，烘干，测熔点，计算收率。

【注解和实验指导】

1. 本实验中所用仪器均需彻底干燥。由于无水乙醇有很强的吸水性，故操作及存放时，必须防止水分侵入。

2. 制备绝对乙醇所用的无水乙醇，水分不能超过 0.5%，否则反应相当困难。

3. 取用金属钠时需用镊子，先用滤纸吸去黏附的油后，用小刀切去表面的氧化层，再切成小条。切下来的钠屑应放回原瓶中，切勿与滤纸一起投入废物缸内，并严禁金属钠与水接触，以免引起燃烧爆炸事故。

4. 加入邻苯二甲酸二乙酯的目的是利用它和氢氧化钠进行如下反应：

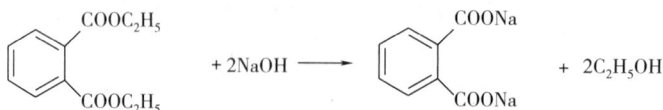

因此避免了乙醇和氢氧化钠生成的乙醇钠再和水作用,这样制得的乙醇可达到极高的纯度。

5. 溴乙烷的用量,也要随室温而变。当室温 30℃ 左右时,应加 28ml 溴乙烷,滴加溴乙烷的时间应适当延长,若室温在 30℃ 以下,可按本实验投料。

6. 内温降到 50℃,再慢慢滴加溴乙烷,以避免溴乙烷的挥发及生成乙醚的副反应。

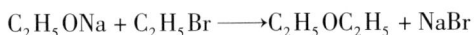

$$C_2H_5ONa + C_2H_5Br \longrightarrow C_2H_5OC_2H_5 + NaBr$$

7. 砂浴传热慢,因此砂要铺得薄,也可用减压蒸馏的方法。

8. 尿素需在 60℃ 干燥 4h。

9. 蒸乙醇不宜快,至少要用 80min,反应才能顺利进行。

【思考题】

1. 制备无水试剂时应注意什么问题?为什么在加热回流和蒸馏时冷凝管的顶端和接收器支管上要装置氯化钙干燥管?

2. 工业上怎样制备无水乙醇(99.5%)?

3. 对于液体产物,通常如何精制?本实验用水洗涤提取液的目的是什么?

实验二　苯妥英钠的合成

【实验目的】

1. 掌握苯妥英钠合成的反应原理及制备的操作方法。
2. 掌握缩合、氧化、关环缩合等化学反应。

【实验原理】

苯妥英钠（Phenytoin Sodium）化学名称为5,5 - 二苯基乙内酰尿钠，别名大仑丁，具有抗癫痫和心律失常的作用。临床主要用于治疗癫痫大发作与心律失常，是临床常用药。苯妥英钠为白色粉末，无臭、味苦。微有吸湿性，易溶于水，能溶于乙醇，几乎不溶于乙醚和三氯甲烷。本实验以苯甲醛为原料，通过安息香缩合、氧化、关环缩合等步骤合成，其合成路线如下。

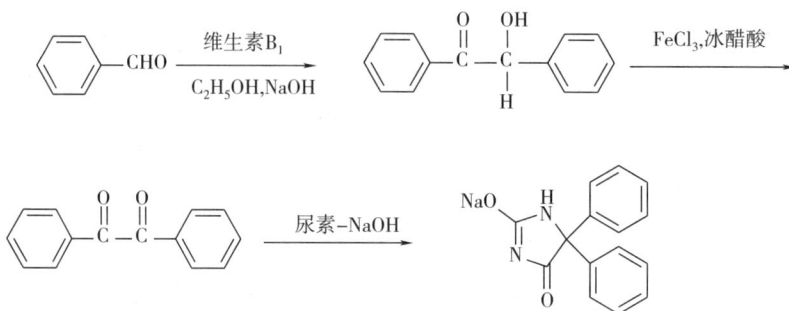

苯甲醛的安息香缩合通常是在氰化钠存在下进行，由于氰化钠是剧毒品，使用不当易造成危害，目前普遍采用噻胺（维生素B_1）替代氰化钠催化此缩合反应，操作安全、条件温和、无毒且产率较高。噻胺是一种具有生物活性的辅酶，也是一种生物化学反应的催化剂，在生命过程中起重要作用。

第二步把安息香氧化成二苯基乙二酮的试剂虽然很多，如在水溶液中可用 $CuSO_4/Py$、HNO_3、BiO_3/H^+、$Fe(CN)_6^{3-}/OH^-$，在有机溶剂中，可用 Ph_3PBr_2/CH_3CN、$DMSO/(COCl)_2/(CH_2)Cl_2$ 等，但这些试剂不是价格昂贵就是对设备腐蚀严重。本实验改用 $FeCl_3$ 作氧化剂，无废气排放。操作方便、安全、产品收率高、质量高。

第三步按还原法进行。

【仪器和试剂】

仪器：球形冷凝管，圆底烧瓶，恒温水浴锅，电热套，搅拌子，温度计，烧杯，玻璃棒，抽滤瓶，布氏漏斗，量筒，研钵。

试剂：维生素 B_1（简称 VB_1），氢氧化钠，氯化钠，冰醋酸，苯甲醛，$FeCl_3 \cdot 6H_2O$，尿素，盐酸，活性炭，无水乙醇，pH 试纸。

【实验步骤】

1. 安息香的合成　在100ml圆底烧瓶中加入3.5g含量不少于98%的VB_1、7ml H_2O，溶解后加入30ml 95% C_2H_5OH，放在冰盐浴中冷却。用一支试管取3mol/L NaOH溶液8ml，也放在冰浴中，10min后，将其慢慢滴加到VB_1溶液中，控制pH值为8～9，溶液呈浅黄色。继续在冰浴中滴加20ml新蒸馏的苯甲醛（10min内加完），溶液变浑浊。充分摇动使反应液混合均匀。水浴逐渐升温至60～70℃（勿使其过热沸腾）回流60min后停止加热，溶液为橙黄色，将其倒入烧杯中自然冷却至有浅黄色结晶析出时用冰浴继续冷却至晶体完全析出。抽滤，用100ml冰水淋洗结晶。用95% C_2H_5OH（约70～80ml）重结晶，抽滤后得白色针状安息香结晶，熔点为134～135℃。

2. 二苯乙二酮的合成　在100ml圆底烧瓶中加入15g研细的$FeCl_3·6H_2O$、16ml冰醋酸、8ml水。电热套上加热至沸3min。稍微冷却后加入自制的安息香，装上回流冷凝管，继续缓慢加热回流30min。反应液冷却至50～60℃后在搅拌下倾入60ml水中即有黄色固体析出，冰浴继续冷却至固体完全析出，抽滤。粗产品用95% C_2H_5OH（40ml）重结晶，自然冷却至有黄色长针状结晶析出时用冰浴继续冷却至晶体完全析出，抽滤并用冰水充分洗涤得二苯乙二酮。熔点为95℃。

3. 苯妥英的合成　在100ml圆底烧瓶中加入自制的二苯乙二酮4g、50% C_2H_5OH 20ml，20% NaOH 12ml，尿素1.4g（具体投料量根据二苯乙二酮实际产量按比例调整）。电热套加热回流30min，反应液稍冷后倒入120ml热水中，加0.6g活性炭，煮沸脱色10min，冷至室温，进一步冰浴冷却，抽滤，滤液用10% HCl调节pH 4～5，析出乳白色沉淀。冷却，抽滤，用冰水（40ml）洗涤，抽干得苯妥英。用95% C_2H_5OH 60ml（可适当增加用量至完全溶解）重结晶。

4. 苯妥英钠的合成　将苯妥英置于50ml烧杯中，加水3～5ml，置于电热套上加热，逐渐滴加20% NaOH溶液至全溶（1.0g产物大约对应0.5～1ml NaOH），pH值在11～11.5之间，然后再冷至室温即有钠盐结晶析出，抽滤，晶体用无水乙醚洗涤，抽干后于80℃下干燥，得到苯妥英钠纯品。

【注解和实验指导】

1. 反应成功的关键是原料的质量。首先苯甲醛不能含有苯甲酸，长期放置的苯甲醛使用前最好用5% $NaHCO_3$洗涤后蒸馏（178～180℃）。此外，VB_1易潮解，潮解后易被空气氧化而失效，因此最好采用新鲜的VB_1，这是本实验的关健。

2. 反应温度要严加控制在60～70℃，特别是安息香合成开始前期加热不必太快，不能沸腾。

【思考题】

1. 试述VB_1在安息香缩合反应中的作用（催化机理）。

2. 本品精制的原理是什么？

实验三　对乙酰氨基酚的合成

【实验目的】

1. 掌握用铁粉还原硝基为氨基的操作技术。
2. 掌握酰化反应的原理和分馏柱的作用及操作。

【实验原理】

对乙酰氨基酚系常用的解热镇痛药，临床上用于发热、头痛、神经痛、痛经等。

化学名 N - (4 - 羟基苯基) 乙酰胺，[N - (4 - hydroxyphenyl) acetamide]，又称醋氨酚 (Acetaminophen)，本品为白色结晶或结晶性粉末，易溶于热水或乙醇，溶于丙酮，略溶于水。合成路线如下。

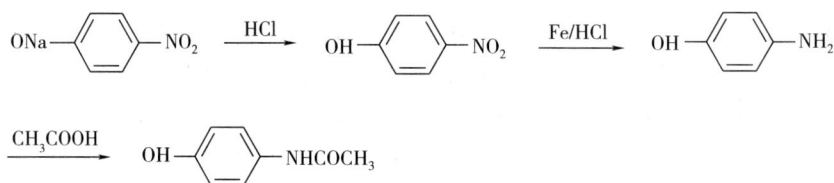

对氨基酚的酰化剂可采用醋酐或醋酸。但醋酐的价格较贵，生产成本较高，本实验采用冰醋酸为酰化剂。

【仪器和试剂】

仪器：圆底烧瓶，烧杯，锥形瓶，温度计，刺形分馏柱，球形冷凝管，直形冷凝管，尾接管，玻璃棒，抽滤瓶，布氏漏斗，量筒，电热套。

试剂：对硝基酚钠，铁粉，盐酸，对氨基苯酚，冰醋酸，碳酸钠，亚硫酸钠，亚硫酸氢钠，活性炭，pH 试纸。

【实验步骤】

1. 对硝基酚的制备　100ml 圆底烧瓶中加入对硝基酚钠 49.0g，浓盐酸 25.2g，接上回流冷凝管，先在电热套上微热，并适当振摇，当黄色的对硝基酚钠消失后，适当加大功率，加热至沸腾，回流 40min（反应终点油状物应呈褐色，如果仍有黄色，补加盐酸），停止加热，在振摇下倾入 30ml 冷水中，边倒边搅拌（避免结块），并用水浴冷却至 20℃ 以下，抽滤，滤饼用少量水洗涤，抽干，压实，干燥，得对硝基酚。

2. 对氨基酚的制备　在 100ml 烧杯中加水 20ml，于电热套上加热至 60℃ 以上，加入铁粉 5.5g，浓盐酸 1ml，搅拌，升温，在 95℃ 反应 5min，制得氯化亚铁。撤去热源，立即加入大约 1/3 量的对硝基酚，快速剧烈搅拌，反应放出大量的热，会使反应液剧烈沸腾，此时温度已自行上升至 102～103℃。如果反应过于激烈，一旦出现冲料现象，应立即加入少量冷水，以控制反应，避免冲料。但加入的水量不宜过多，必须保持反应液始终处于沸腾状态。继续不断地搅拌，待反应缓和后，用玻璃棒蘸取反应液点在滤纸上，观察黄色圈颜色的深浅，以确定反应程度。待黄色褪去后，再继续分次加料。将剩余的对硝基酚分三次加入，根据反应程度，随时补加铁粉。若黄色圈不褪，再搅拌一段时间，如仍不褪，则应补加铁粉。当对硝基酚全部加完，检测已无黄色圈时，再煮沸搅拌 5min。慢慢分次少量加入粉状碳酸钠 6.0g 左右，调节 pH 6~7，中和完毕，加入沸水，使反应液总体积达到 100ml 左右，加热煮沸，将 0.5g 亚硫酸钠放入抽滤瓶中，趁热抽滤。滤液冷却析出结晶，抽滤，水洗，抽干、压实、干燥，得对氨基酚粗品。

以每克粗品加水 15ml 进行重结晶，每加入 10ml 水，需加入 0.1g 亚硫酸氢钠，加热溶解，稍冷，加入适量活性炭，加热脱色 5min，趁热抽滤，冷却，析晶，抽滤。滤饼用 1% 亚硫酸氢钠溶液洗涤两次，抽干，再用冷水洗涤两次，抽干、压实、干燥，得对氨基酚精品。m. p. 183~184℃（分解）。

3. 对乙酰氨基酚的制备 100ml 圆底烧瓶中加入 10.9g 对氨基酚，14ml 冰醋酸，装一短的刺形分馏柱，其上端装一温度计，支管接上直形冷凝管，再通过尾接管与接收瓶相连。

将圆底烧瓶用电热套加热，使反应物保持微沸状态回流 15min，然后逐渐升高温度，当温度计读数达到 90℃ 左右时，支管即有液体流出。维持温度在 90~100℃ 之间反应约 30min，生成的水及大部分醋酸已被蒸出，此时温度计读数下降，表示反应已经完成。在搅拌下趁热将反应物倒入 40ml 冰水中，有白色固体析出。冷却后抽滤。于 100ml 锥形瓶中加入粗品和 0.5g 亚硫酸钠，每克粗品用 5ml 纯水加热使溶解，稍冷后加入粗品重量的 1%~2% 活性炭，煮沸脱色 10min，趁热抽滤，冷却，析出结晶，抽滤，干燥。m. p. 168~172℃。

【注解和实验指导】

1. 碳酸钠应分次少量地加，以防暴沸导致冲料。

2. 加入碳酸钠调节 pH 值应精确，过高或过低都可使对氨基酚成盐，使溶解度增加，影响产量。

3. 加入亚硫酸氢钠的目的是为了防止对氨基酚的氧化，但量不可过多。

4. 对氨基酚的质量是影响产品对乙酰氨基酚质量和产量的关键，要求其外观是白色或微黄色的颗粒状结晶。

【思考题】

1. 用醋酐做酰化试剂与醋酸做酰化试剂的区别？反应中有什么副反应发生？

2. 实验中分馏柱的作用？

3. 反应时为什么要控制分馏柱上端的温度在 90~100℃ 之间？

4. 根据理论计算，反应完成时应产生几毫升水？为什么实际收集的液体远多于理论量？

实验四　盐酸普鲁卡因的合成

【实验目的】

1. 通过局部麻醉药盐酸普鲁卡因的合成，学习酯化、还原等单元反应。
2. 掌握利用水和二甲苯共沸脱水的原理进行羧酸的酯化操作。
3. 掌握水溶性大的盐类化合物用盐析法进行分离及精制的方法。

【实验原理】

盐酸普鲁卡因为局部麻醉药，作用强，毒性低。临床上主要用于浸润、脊椎及传导麻醉。盐酸普鲁卡因为白色细微针状结晶或结晶性粉末，无臭，味微苦而麻。熔点 153～157℃。易溶于水，溶于乙醇，微溶于三氯甲烷，几乎不溶于乙醚。

合成路线如下。

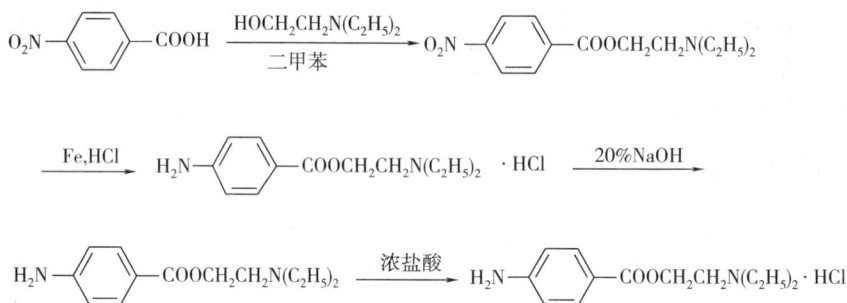

$$O_2N-\underset{}{\bigcirc}-COOH \xrightarrow[\text{二甲苯}]{HOCH_2CH_2N(C_2H_5)_2} O_2N-\underset{}{\bigcirc}-COOCH_2CH_2N(C_2H_5)_2$$

$$\xrightarrow{Fe,HCl} H_2N-\underset{}{\bigcirc}-COOCH_2CH_2N(C_2H_5)_2 \cdot HCl \xrightarrow{20\%NaOH}$$

$$H_2N-\underset{}{\bigcirc}-COOCH_2CH_2N(C_2H_5)_2 \xrightarrow{\text{浓盐酸}} H_2N-\underset{}{\bigcirc}-COOCH_2CH_2N(C_2H_5)_2 \cdot HCl$$

【仪器和试剂】

仪器：温度计，分水器，恒温水浴锅，球形冷凝管，直形冷凝管，搅拌子，三颈瓶，抽滤瓶，布氏漏斗，电热套，油泵，量筒，烧杯，玻璃棒，锥形瓶。

试剂：对硝基苯甲酸，β-二乙胺基乙醇，二甲苯，止爆剂，浓盐酸，氢氧化钠，铁粉，硫化钠，氯化钠，保险粉，活性炭。

【实验步骤】

1. 对硝基苯甲酸-β-二乙胺基乙醇酯（俗称硝基卡因）的制备　在装有温度计、分水器及回流冷凝管的 500ml 三颈瓶中，投入对硝基苯甲酸 20g、β-二乙胺基乙醇 14.7g、二甲苯 150ml 及止爆剂，电热套加热，先 110～120℃反应 30min，继续搅拌，升温至 145℃，保温反应 6h。停止加热，稍冷，将反应液倒入 250ml 锥形瓶中，放置冷却，析出固体。将上清液用倾泻法转移至减压蒸馏烧瓶中，水泵减压蒸除二甲苯，残留物以 3% 盐酸 140ml 溶解，并与锥形瓶中的固体合并，抽滤，除去未反应的对硝基苯甲酸，滤液（含硝基卡因）备用。

2. 对氨基苯甲酸 -β- 二乙胺基乙醇酯的制备　将上步得到的滤液转移至装有搅拌器、温度计的 500ml 三颈瓶中，搅拌下用 20% 氢氧化钠调节 pH 4.0～4.2。充分搅拌下，于 25℃ 分次加入经活化的铁粉，反应温度自动上升，注意控制温度不超过 70℃ （必要时可冷却），待铁粉加毕，于 40～45℃ 保温反应 2h。抽滤，滤渣以少量水洗涤两次，滤液以稀盐酸酸化至 pH 5。滴加饱和硫化钠溶液调 pH 7.8～8.0，沉淀反应液中的铁盐，抽滤，滤渣以少量水洗涤两次，滤液用稀盐酸酸化至 pH=6。加少量活性炭，于 50～60℃ 保温脱色 10min，抽滤，滤渣用少量水洗涤一次，将滤液冷却至 10℃ 以下，用 20% 氢氧化钠碱化至普鲁卡因全部析出（pH 9.5～10.5），抽滤，得普鲁卡因，备用。

3. 盐酸普鲁卡因的制备　将普鲁卡因置于烧杯中，慢慢滴加浓盐酸至 pH=5.5，加热至 60℃，加精制食盐至饱和，升温至 60℃，加入适量保险粉，再加热至 65～70℃，趁热抽滤，滤液冷却结晶，待冷至 10℃ 以下，抽滤，即得盐酸普鲁卡因粗品。

将粗品置烧杯中，滴加蒸馏水至维持在 70℃ 时恰好溶解。加入适量的保险粉，于 70℃ 保温 10min，趁热抽滤，滤液自然冷却，当有结晶析出时，外用冰浴冷却，使结晶析出完全。抽滤，滤饼用少量冷乙醇洗涤两次，干燥，得盐酸普鲁卡因，m. p. 153～157℃，以对硝基苯甲酸计算总收率。

【注解和实验指导】

1. 羧酸和醇之间进行的酯化反应是一个可逆反应。反应达到平衡时，生成酯的量比较少（约 65.2%），为使平衡向右移动，需向反应体系中不断加入反应原料或不断除去生成物。本反应利用二甲苯和水形成共沸混合物的原理，将生成的水不断除去，从而打破平衡，使酯化反应趋于完全。由于水的存在对反应产生不利的影响，故实验中使用的药品和仪器应事先干燥。

2. 考虑到教学实验的需要和可能，将分水反应时间定 6h，若延长反应时间，收率尚可提高。

3. 酯化反应结束后也可不经放冷，直接蒸去二甲苯，但蒸馏至后期，固体增多，毛细管堵塞操作不方便。回收的二甲苯可以套用。

4. 对硝基苯甲酸应除尽，否则影响产品质量，回收的对硝基苯甲酸经处理后可以套用。

5. 铁粉活化的目的是除去其表面的铁锈，方法是：取铁粉 47.0g，加水 100ml，浓盐酸 0.7ml，加热至微沸，用水倾泻法洗至近中性，置水中保存待用。

6. 用铁粉还原反应为放热反应，铁粉应分次加入，以免反应过于激烈，加入铁粉后温度自然上升。铁粉加毕，待其温度降至 45℃ 进行保温反应。在反应过程中铁粉参加反应后，生成绿色沉淀 $Fe(OH)_2$，接着变成棕色 $Fe(OH)_3$，然后转变成棕黑色的 Fe_3O_4。因此，在反应过程中应经历绿色、棕色、棕黑色的颜色变化。若不转变为棕黑色，可能反应尚未完全。可补加适量铁粉，继续反应一段时间。

7. 除铁时，因溶液中有过量的硫化钠存在，加酸后可使其形成胶体硫，加活性炭后抽滤，便可使其除去。

8. 盐酸普鲁卡因水溶性很大，成盐时所用仪器必须干燥，用水量需严格控制，否则影响收率。

9. 普鲁卡因成盐时严格掌握 pH 5.5，以免芳氨基成盐。

10. 保险粉为强还原剂，可防止芳氨基氧化，同时可除去有色杂质，以保证产品色泽洁白，若用量过多，则成品含硫量不合格。

【思考题】

1. 在盐酸普鲁卡因的制备中，为何用对硝基苯甲酸为原料先酯化，然后再进行还原，能否反之，即用对硝基苯甲酸为原料先还原再进行酯化？为什么？

2. 酯化反应中，为何加入二甲苯做溶剂？

3. 酯化反应结束后，放冷除去的固体是什么？为什么要除去？

4. 在铁粉还原过程中，为什么会发生颜色变化？说出其反应机制。

5. 还原反应结束，为什么要加入硫化钠？

6. 在盐酸普鲁卡因成盐和精制时，为什么要加入保险粉？解释其原理。

实验五 1,4-二氢吡啶钙离子拮抗剂的合成

【实验目的】

1. 了解硝化反应的种类、特点及操作条件。
2. 学习环合反应的种类、特点及操作条件。

【实验原理】

1,4-二氢吡啶钙离子拮抗剂具有很强的扩血管作用,适用于冠脉痉挛、高血压、心肌梗死等病症。本品化学名为1,4-二氢-2,6-二甲基-4-(3-硝基苯基)-吡啶-3,5-二羧酸二乙酯,为黄色无臭无味的结晶粉末,m.p. 162~164℃,无吸湿性,极易溶于丙酮、二氯甲烷、三氯甲烷,溶于乙酸乙酯,微溶于甲醇、乙醇,几乎不溶于水。

合成路线如下。

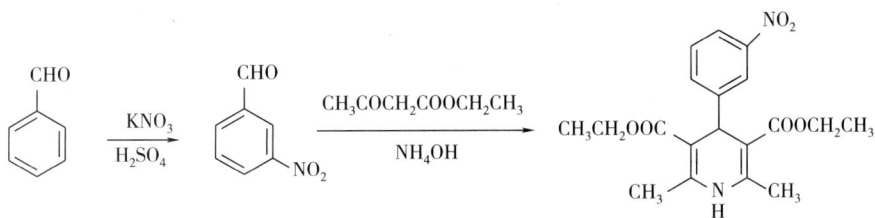

【仪器和试剂】

仪器:温度计,滴液漏斗,恒温水浴锅,球形冷凝管,直形冷凝管,搅拌子,三颈瓶,抽滤瓶,布氏漏斗,电热套,量筒,烧杯,玻璃棒,熔点测定仪。

试剂:硝酸钾,浓硫酸,苯甲醛,碳酸钠,乙酰乙酸乙酯,甲醇氨饱和溶液(现配),95%乙醇。

【实验步骤】

1. 硝化 在装有搅拌器、温度计和滴液漏斗的250ml三颈瓶中,将11.0g硝酸钾溶于40ml浓硫酸中。用冰盐浴冷至0℃以下,在强烈搅拌下,慢慢滴加苯甲醛10ml(事先将苯甲醛置于冰浴中,在60min左右滴完),滴加过程中控制反应温度在0~2℃之间。滴加完毕,控制反应温度在0~5℃之间继续反应90min。将反应物慢慢倾入约200ml冰水中,边倒边搅拌,析出黄色固体,抽滤。滤饼移至研钵中,研细,加入5%碳酸钠溶液20ml(由1.0g碳酸钠加20ml水配成)研磨5min,抽滤,用冰水洗涤7~8次,压干,得间硝基苯甲醛粗品。粗品称重,每克粗品加约1ml无水乙醇重结晶,抽滤,冰乙醇淋洗,抽干,得间硝基苯甲醛精品(m.p. 56~58℃),称重。

2. 环合 在装有球形冷凝管的100ml圆底瓶中,依次加入间硝基苯甲醛5.0g、乙酰乙酸

乙酯 9ml、甲醇氨饱和溶液 30ml 及沸石一粒，电热套加热回流 3h，然后改为蒸馏装置，蒸出甲醇至有结晶析出为止，抽滤，结晶用 95% 乙醇 20ml 洗涤，压干，得黄色结晶性粉末，干燥，称重，计算收率。

3. 精制 粗品以 95% 乙醇（5ml/g）重结晶，干燥，测熔点，称重，计算收率。

【注解和实验指导】

甲醇氨饱和溶液应新鲜配制。

【思考题】

环合反应的机制是什么？为什么环合反应中需要用甲醇氨饱和溶液而不用氨水？

实验六　贝诺酯的制备

【实验目的】

1. 掌握氯化氢气体吸收装置的安装。
2. 通过酰氯的使用，掌握无水操作技能。
3. 了解贝诺酯的制备原理和方法；拼合原理在药物化学中的应用；酯化反应在药物化学结构修饰中的应用。

【实验原理】

贝诺酯，又名苯乐来、扑炎痛，为一种新型解热镇痛抗炎药，是由阿司匹林和扑热息痛经拼合原理制成，它既保留了原药的解热镇痛功能，又减小了原药的毒副作用，并有协同作用。适用于急、慢性风湿性关节炎，风湿痛，感冒发热，头痛及神经痛等。贝诺酯化学名为2－乙酰氧基苯甲酸－对乙酰胺基苯酯，化学结构式为：

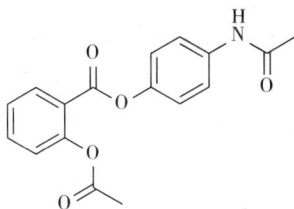

本品为白色结晶性粉末，无臭无味。m. p. 174～178℃，不溶于水，微溶于乙醇，溶于三氯甲烷、丙酮。

本实验由阿司匹林的羧基和对乙酰氨基酚的酚羟基先分别制成酰氯和酚钠，再缩合成酯。实验线路如下。

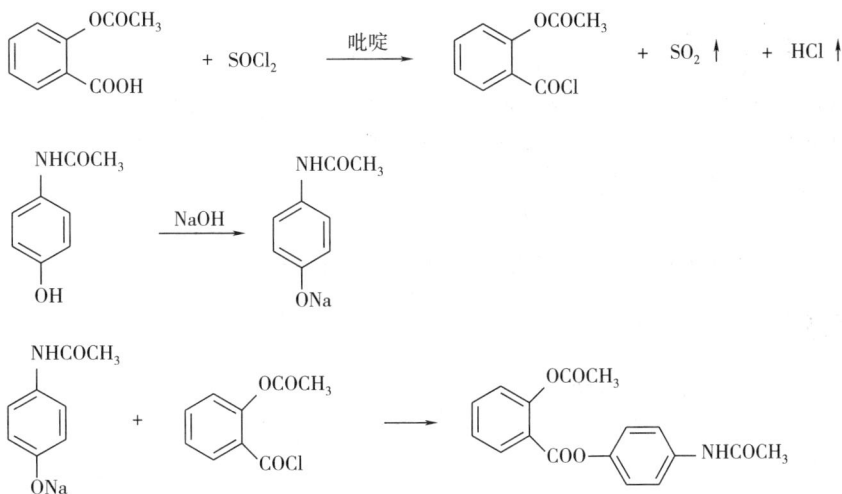

【仪器和试剂】

仪器：球形冷凝管，三颈瓶，圆底烧瓶，尾气吸收装置，恒温水浴锅，搅拌子，温度计，烧杯，玻璃棒，抽滤瓶，布氏漏斗，量筒，电热套。

试剂：阿司匹林，氯化亚砜，吡啶，对乙酰氨基酚，氢氧化钠，95%乙醇，精密 pH 试纸。

【实验步骤】

1. 乙酰水杨酰氯的制备　在 250ml 干燥的单颈瓶中依次加入阿司匹林 10.5g，氯化亚砜 7ml，无水吡啶 2 滴，装上球形冷凝管和氯化氢气体吸收装置（在冷凝管上口处装一搅拌套管，搅拌套管与玻璃漏斗用一定长度的橡皮管连接，将玻璃漏斗放入有适量稀碱溶液的烧杯中，玻璃漏斗需一半在水中，一半与大气相通），打开磁力搅拌器搅拌，水浴缓缓升温至 75℃，反应物回流，继续保温 1h 左右，至无尾气放出后改成蒸馏装置（拆除回流反应装置。在圆底瓶上安装一蒸馏头，蒸馏头上端装毛细管控制进气量，中间安装冷凝管，冷凝管下接真空接收管，再接上圆底瓶），减压蒸去多余的氯化亚砜，稍冷至 40℃ 以下，加入约残留物一半量的丙酮于残留物中，加盖防潮备用。

2. 贝诺酯的制备　另取一只 250ml 圆底瓶，反应瓶中加入对乙酰氨基酚 10.0g，水 60ml，均匀搅拌，冰浴冷至 10℃ 以下，用滴管慢慢滴加 20% 氢氧化钠溶液至反应液 pH 10～11。再缓慢滴加前步所得乙酰水杨酰氯（约 30min 滴毕），温度始终维持在 10～15℃，pH 10～11 以上，滴完后复测 pH 应为 10，若 pH 低于 10，可再滴加氢氧化钠液调节，继续搅拌反应 2h，抽滤，抽干后用刮刀轻轻松动布氏漏斗中粗品，以水 10ml 浸湿粗品，减压抽干，如此重复三次，水洗至中性，得粗品。

3. 精制　将粗品移至 100ml 圆底瓶中，加入粗品重 6 倍量的 95% 乙醇，加入一小粒沸石，装上球形冷凝管，电热套加热回流使全溶，稍冷 3min，加入粗品量 1/20 的活性炭，继续回流 15min，趁热抽滤（先将布氏漏斗与吸滤瓶预热，然后将漏斗装于瓶上，在布氏漏斗中放入大小合适的滤纸，滴入几滴乙醇使滤纸湿润，抽紧，迅速趁热倒入重结晶液），滤液放置，慢慢冷至 10℃ 以下，析出结晶，抽滤，产品以 2～3ml 95% 乙醇洗涤，抽干，得白色结晶，m. p. 175～178℃。

【注解和实验指导】

1. 酰氯化反应所用仪器必须干燥，否则氯化亚砜和乙酰水杨酰氯均易水解。
2. 酰氯化时催化剂（吡啶）用量不可过多，否则产品颜色变深。
3. 酰氯化反应时温度不可超过 80℃。
4. 缩合酯化时，温度控制在 10℃ 为宜。
5. 反应中放出的 SO_2 和 HCl 刺激呼吸道，实验室应注意通风。

【思考题】

1. 酰氯化反应与酯化反应在操作上应注意哪些问题？
2. 本实验酯化反应为何需 pH 10 以上？试估计氢氧化钠约需多少量？
3. 试述酯化结构修饰的意义。

实验七　亚硝酸异戊酯的合成

【实验目的】

1. 掌握亚硝酸酯的合成方法。
2. 掌握精馏操作。

【实验原理】

亚硝酸异戊酯为淡黄色透明液体，有水果香味，具有挥发性，沸点99℃，不溶于水，易溶于乙醇、乙醚、三氯甲烷，易燃。接触主要使血管扩张，主要用于治疗心绞痛急性发作及氰化物中毒。大剂量可产生高铁血红蛋白血症。

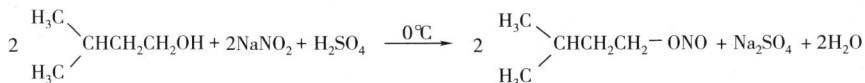

$$2\ \underset{H_3C}{\overset{H_3C}{>}}CHCH_2CH_2OH + 2NaNO_2 + H_2SO_4 \xrightarrow{0℃} 2\ \underset{H_3C}{\overset{H_3C}{>}}CHCH_2CH_2-ONO + Na_2SO_4 + 2H_2O$$

【仪器和试剂】

仪器：100ml 三颈瓶，100ml 烧杯，恒温水浴锅，搅拌子，玻璃棒，分液漏斗，直形冷凝管，球形冷凝管，分馏柱。

试剂：亚硝酸钠，异戊醇，浓硫酸，碳酸氢钠，氯化钠。

【实验步骤】

100ml 三颈瓶中，加入11.4g亚硝酸钠和46ml蒸馏水，将三颈瓶置于冰浴中，搅拌，冷却至温度0℃。再将100ml烧杯也置于冰浴中，加95ml蒸馏水。缓缓加入4.1ml浓硫酸，再加入16.3ml异戊醇冷至0℃以下，然后用分液漏斗把冷至0℃的浓硫酸和异戊醇的混合液，伸入亚硝酸钠溶液的液面下，慢慢加入，同时不断搅拌，醇酸混合液要加得相当慢，并使温度保持在±1℃，使得无气体放出。搅拌反应1.5~2h。

将所得之混合物置于冰盐浴中，静置稍许，使分成两层，再倾入分液漏斗中，静置稍许，除去下层水溶液，亚硝酸异戊酯用1.0g NaHCO₃和13.0g NaCl配成100ml水溶液洗两次，每次10ml左右，酯层再用2.0g干燥的无水氯化钙干燥30min。合并两组反应产物加入沸石进行精密分馏，收集97~99℃馏分。

【注解和实验指导】

酯化反应本身为放热反应，故操作中必须将异戊醇和浓硫酸的混合液用分液漏斗从亚硝酸钠的液面下慢慢加入，而且温度过高会加强亚硝酸的氧化作用，使产率降低。

【思考题】

1. 反应完毕，静置分层，下层水溶液中含有何种化合物？
2. 为什么用 NaHCO₃ 及 NaCl 水溶液洗亚硝酸异戊酯？

实验八　地巴唑的合成

【实验目的】

1. 熟悉合成杂环药物的方法。
2. 掌握脱水反应原理及操作技术。

【实验原理】

地巴唑为降压药，对血管平滑肌有直接松弛作用，使血压略有下降，可用于轻度的高血压和脑血管痉挛等。地巴唑化学名为 α - 苄基苯并咪唑盐酸盐，为白色结晶性粉末，无臭。m. p. 182～186℃，几乎不溶于三氯甲烷和苯，略溶于热水或乙醇。

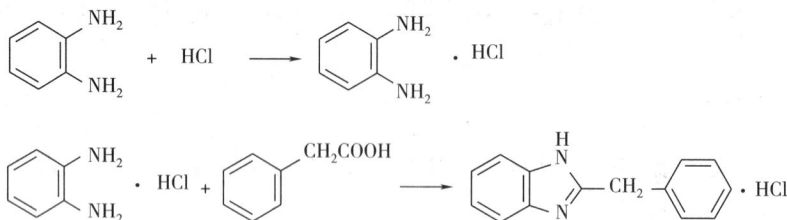

【仪器和试剂】

仪器：温度计，烧杯，电热套，砂浴，球形冷凝管，直形冷凝管，搅拌子，三颈瓶，抽滤瓶，布氏漏斗，量筒，玻璃棒。

试剂：浓盐酸，邻苯二胺，活性炭，乙醇，苯乙酸，氢氧化钠，pH 试纸。

【实验步骤】

1. 成盐　将浓盐酸 15.8ml，取其半量加入 50ml 烧杯中，盖上表面皿，于电热套上加热至接近沸腾。一次加入邻苯二胺 15.0g，用玻璃棒搅拌，使固体溶解，然后加入余下的盐酸和活性碳 1.0g，搅匀，趁热抽滤。滤液冷却后，析出结晶，抽滤，结晶用少量乙醇洗三次，抽干，干燥，得白色或粉红色针状结晶，即为邻苯二胺单盐酸盐。测熔点，计算收率。

2. 环合　在装有搅拌子、温度计和蒸馏装置的 60ml 三颈瓶中，加入苯乙酸适量 19.5g，沙浴加热，使内温达 99～100℃。待苯乙酸熔化后，在搅拌下加入邻苯二胺单盐酸盐（将上一步产品全部投料）。升温至 150℃开始脱水，然后慢慢升温，于 160～240℃反应 3h（大部分时间控制在 200℃左右）。反应结束后，使反应液冷却到 150℃以下，趁热慢慢向反应液中加入 4 倍量的沸水（按邻苯二胺单盐酸盐计算），搅拌溶解，加活性炭脱色，趁热抽滤，将滤液立即转移到烧杯中，搅拌，冷却，结晶（防止结成大块）抽滤，结晶用少量水洗三次，得地巴唑盐基粗品。

3. 盐基的精制　取约为地巴唑盐基湿粗品 5.5 倍量的水，加入烧杯中，加热煮沸，投入地巴唑盐基粗品，加热溶解后，用10%氢氧化钠调节 pH 9，冷却，抽滤，结晶用少量蒸馏水洗至中性，抽干，即得地巴唑盐基精品。

4. 成盐 将地巴唑盐基湿品用 1.5 倍量蒸馏水调成糊状，加热，抽滤，结晶用盐酸调节 pH 4~5，使完全溶解。加活性碳脱色，趁热抽滤，使滤液冷却，析出结晶，用蒸馏水洗三次，得地巴唑盐粗品。

5. 盐的精制 将地巴唑盐粗品用二倍量蒸馏水加热溶解，加活性碳脱色，趁热抽滤，滤液冷却，析出结晶。抽滤，用蒸馏水洗三次，抽干，干燥，测熔点，计算收率。

【注解和实验指导】

1. 用盐酸溶解邻苯二胺时，温度不宜过高，约80~90℃即可，否则所生成的邻苯二胺单盐酸盐颜色变深。由于邻苯二胺单盐在水中溶解度较大，故所用仪器应尽量干燥。邻苯二胺单盐酸盐制好后，应先在空气中吹去大部分溶媒，然后再于红外灯下干燥。否则，产品长时间在红外灯下照射，易被氧化成浅红色。

2. 在环合反应过程中，气味较大，可将出气口导至水槽，温度上升速度视蒸出水的速度而定。开始由160℃逐渐升至200℃，较长时间维持在200℃左右，最后半小时升至240℃，但不得超过240℃，否则邻苯二胺被破坏，产生黑色树脂状物，产率明显下降。在加入沸水前，反应液须冷却到150℃以下，以防反应瓶破裂。

3. 在精制地巴唑盐基时，结晶用少量蒸馏水洗至中性的目的是洗去未反应的苯乙酸。

【思考题】

1. 在邻苯二胺单盐酸盐制备中，取半量盐酸加热近沸，此时为什么温度不宜过高？
2. 环合反应温度太高有何不利？为什么？

实 验 九　烟 酸 的 制 备

【实验目的】

掌握烟酸制备的反应原理及制备的操作方法。

【实验原理】

3－甲基吡啶在水溶液中，甲基可被高锰酸钾氧化形成烟酸钾盐，再经酸化制成烟酸。

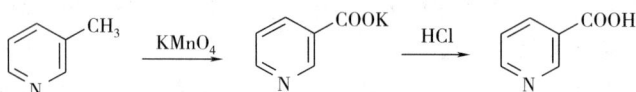

【仪器和试剂】

仪器：圆底烧瓶，恒温水浴锅，球形冷凝管，直形冷凝管，尾接管，锥形瓶，搅拌子，温度计，烧杯，玻璃棒，抽滤瓶，布氏漏斗，量筒。

试剂：3－甲基吡啶，高锰酸钾，浓盐酸，活性炭。

【实验步骤】

1. 烟酸的制备　在附有集热式磁力搅拌器、球形冷凝管、温度计的500ml三颈瓶中，加入3－甲基吡啶5.0g，蒸馏水200ml，加热至85℃，分次加入高锰酸钾21.0g，控制反应温度在85～90℃，加毕，继续搅拌反应60min。停止反应，改成常压蒸馏装置，蒸出水及未反应的3－甲基吡啶，至馏出液不显混浊时，停止蒸馏，趁热抽滤，用12ml沸水分三次洗涤滤饼（二氧化锰），弃去滤饼，合并滤液与洗液，得烟酸钾水溶液。

将烟酸钾水溶液移至500ml烧杯中，以浓盐酸酸化至pH 3～4，放冷，抽滤，抽干，得粗品。

2. 精制　将粗品移至250ml圆底瓶中，加粗品5倍量的蒸馏水，电热套加热，轻轻振摇使溶解。稍冷，加活性炭少许，加热至沸，脱色5～10min，稍冷，趁热抽滤，滤液放冷，慢慢析出结晶，抽滤，滤饼以少量冷水洗涤，抽干，干燥，得纯品，m. p. 234～238℃。

【注解和实验指导】

1. 氧化反应若完全，二氧化锰沉淀滤去后，反应液不再显紫红色。如果显紫红色，可加少量乙醇，温热片刻，紫色消失后，重新抽滤。

2. 精制中加活性炭的量可由粗品颜色深浅来定，若颜色较深可多加一些。

【思考题】

1. 氧化后若反应完成，反应液呈什么颜色？

2. 为什么加乙醇可以除去剩余的高锰酸钾？

实验十 磺胺醋酰钠的制备

【实验目的】

1. 掌握利用理化性质的差异来分离纯化产品的方法。
2. 了解 pH、温度等条件在药物合成中的重要性。

【实验原理】

磺胺的 N^1 和 N^4 均可被乙酰化,当 N^1 成单钠盐离子型时,反应活性增强,可主要乙酰化于 N^1 上,故可在氢氧化钠和醋酐交替加料,控制 pH 12 ~ 14,保持 N^1 为钠盐时,来制取磺胺醋酰钠。

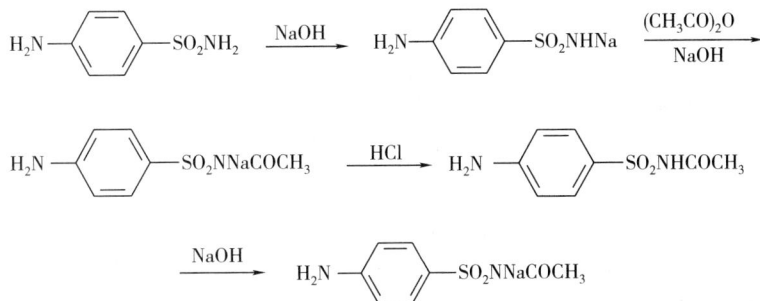

$$H_2N-\text{〇}-SO_2NH_2 \xrightarrow{NaOH} H_2N-\text{〇}-SO_2NHNa \xrightarrow[NaOH]{(CH_3CO)_2O}$$

$$H_2N-\text{〇}-SO_2NNaCOCH_3 \xrightarrow{HCl} H_2N-\text{〇}-SO_2NHCOCH_3$$

$$\xrightarrow{NaOH} H_2N-\text{〇}-SO_2NNaCOCH_3$$

【仪器和试剂】

仪器:恒温水浴锅,磁力搅拌子,球形冷凝管,圆底烧瓶,烧杯,锥形瓶,玻璃棒,抽滤瓶,布氏漏斗,量筒,电热套。

试剂:磺胺,盐酸,氢氧化钠,醋酐,活性炭,精密 pH 试纸。

【实验步骤】

1. 磺胺醋酰的制备 在附有搅拌装置、球形冷凝管的 250ml 三颈瓶中,加入磺胺 13.0g,22.5% 的氢氧化钠溶液 16ml。搅拌,水浴逐渐升温至 50 ~ 55℃,待物料溶解后加入醋酐 4ml,5min 后加入 77% 的氢氧化钠溶液 2.5ml,剩余 8ml 醋酐与 8ml77% 氢氧化钠溶液以每次各 2ml 交替加入,始终维持反应液 pH 12.0 ~ 14.0 为宜。加料期间反应液温度保持在 50 ~ 55℃。加料毕,继续搅拌反应 30min。反应完毕,将反应液倾入 250ml 烧杯中,加水 5ml 稀释,以浓盐酸调 pH 至 7.0。放冷,析出未反应原料磺胺,抽滤,滤饼弃去,滤液以浓盐酸调整 pH 4.0 ~ 5.0,有固体析出,抽滤,将滤饼压紧抽干,去掉抽气,将滤饼以 3 倍量 10% 的盐酸溶解之,放置 30min。抽滤,不溶物弃之。滤液加少量的活性炭室温脱色 10min,抽滤。滤液再以 40% 的氢氧化钠溶液调整 pH 至 5.0,析出磺胺醋酰粗品,抽滤,滤饼以 10 倍量的水加热,使产品溶解,趁热抽滤,滤液放冷,慢慢析出结晶。抽滤,抽干,干燥,得磺胺醋酰精品。

（m. p. 179 ～ 182℃。）

2. 磺胺醋酰钠的制备　将所得磺胺醋酰精品移入 100ml 烧杯中，以少量水浸润后，于电热套上加热至 90℃，用滴管滴加 20% 氢氧化钠至 pH 7.0 ～ 8.0 恰好溶解，趁热抽滤，滤液移至烧杯中，放冷析晶，滤取晶体，干燥，得磺胺醋酰钠纯品。

【注解和实验指导】

1. 乙酰化反应时，需用各种不同浓度的氢氧化钠溶液，22.5% 的氢氧化钠溶液是作为溶剂使用，而 77% 的氢氧化钠溶液则是作为缩合剂而起作用。

2. 77% 的氢氧化钠溶液与醋酐交替加料甚为重要，先氢氧化钠后醋酐，切勿反加。

3. 调 pH 时应控制酸或碱的用量，切勿调来调去。

4. 在碱性条件下磺胺与醋酐发生乙酰化反应，生成主要产物磺胺醋酰钠盐，副产物磺胺钠盐和双乙酰磺胺钠盐。根据三者酸性的强弱差别，通过调 pH 值而达到分离、提纯，最后得到产品。

5. 本实验中需全部用精密 pH 试纸调测 pH 值。

6. 如有磺胺醋酰原料，可直接由其制备磺胺醋酰钠。

【思考题】

1. 由磺胺乙酰化制成磺胺醋酰，结构修饰的目的是什么？

2. 乙酰化加碱的原理是什么？为何醋酐与氢氧化钠需交替加料？

3. 乙酰化反应后有哪些副产品？如何分离？

4. 酰化液处理过程中，pH 5.0 时的固体是什么？在 10% 盐酸中不溶物是什么？为什么？

5. 磺胺在碱性条件下和醋酐反应时，碱性过强，其结果是磺胺量较多；碱性过弱时，双乙酰磺胺量较多；而在 pH 12.0 ～ 13.0 时产品磺胺醋酰的量较多，为什么？

实验十一　磺胺嘧啶锌和磺胺嘧啶银的合成

【实验目的】

了解拼合原理在药物结构修饰中的应用。

【实验原理】

磺胺嘧啶银（SD－Ag）为磺胺类抗菌药，对铜绿假单胞菌有强的抑制作用，其特点是保持了磺胺嘧啶与硝酸银二者的抗菌作用。除用于治疗烧伤创面感染和控制感染外，还可使创面干燥、结痂、促进愈合。但磺胺嘧啶银成本较高，且易氧化变质，故制成磺胺嘧啶锌（SD－Zn），以代替磺胺嘧啶银。

磺胺嘧啶银为白色或类白色结晶性粉末，遇光或遇热易变质。在水、乙醇、三氯甲烷或乙醚中均不溶。磺胺嘧啶锌为白色或类白色粉末，在水、乙醇、三氯甲烷或乙醚中均不溶。

合成路线如下。

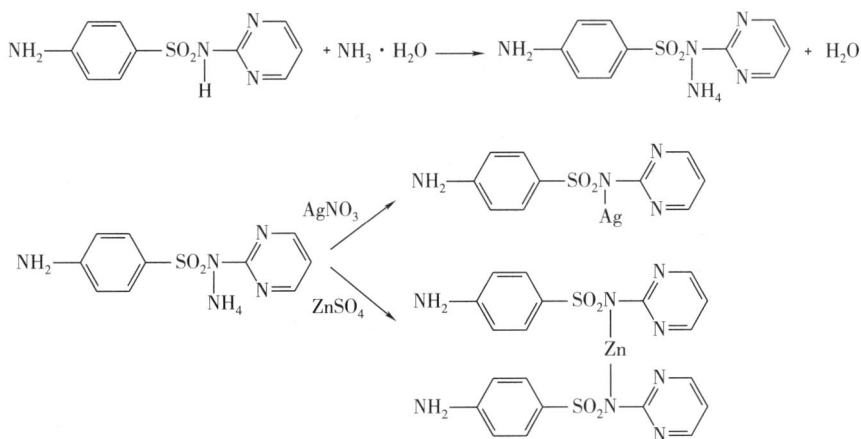

【仪器和试剂】

仪器：烧杯，玻璃棒，布氏漏斗，抽滤瓶。
试剂：磺胺嘧啶，氨水，硝酸银，七水硫酸锌，氯化钡。

【实验步骤】

1. 磺胺嘧啶银的制备　取磺胺嘧啶 5.0g，置于 50ml 烧杯中，加入 10% 氨水 20ml 溶解。再称取硝酸银 3.4g，置于 50ml 烧杯中，加 10ml 氨水溶解，搅拌下，将硝酸银－氨水溶液倾入磺胺嘧啶－氨水溶液中，片刻后析出白色沉淀，抽滤，用蒸馏水洗至无 Ag^+ 反应，得本品。

干燥得磺胺嘧啶银，计算收率。

2. 磺胺嘧啶锌的制备 取磺胺嘧啶 5.0g，置于 50ml 烧杯中，加入稀氨水（4ml 浓氨水加入 25ml 水），如有不溶的磺胺嘧啶，再补加少量浓氨水（约 1ml）使磺胺嘧啶全溶。另称取七水硫酸锌 3.0g，溶于 25ml 水中，在搅拌下倾入上述磺胺嘧啶氨水溶液中，搅拌片刻析出沉淀，继续搅拌 5min，抽滤，用蒸馏水洗至无硫酸根反应（用 0.1mol/L 氯化钡检查），干燥，称重，得磺胺嘧啶锌，计算收率。

【思考题】

1. SD – Ag 及 SD – Zn 的合成为什么都要先做成铵盐？
2. 比较 SD – Ag 及 SD – Zn 的合成及临床应用方面的优缺点。

实验十二 诺氟沙星的合成

【实验目的】

1. 掌握选择实际生产工艺的基本要求；各步中间体的质量控制方法。

2. 通过实际操作，熟悉涉及到的各类反应的特点、机制、操作要求、反应终点的控制等，进一步巩固有机化学试验的基本操作，领会掌握理论知识。

3. 了解新药研制过程。

【实验原理】

诺氟沙星的化学名为 1 - 乙基 - 6 - 氟 - 1,4 - 二氢 - 4 - 氧代 - 7 - （1 - 哌嗪基）- 3 - 喹啉羧酸，为微黄色针状晶体或结晶性粉末，m. p. 216 ～ 220℃，易溶于酸及碱，微溶于水。

诺氟沙星的制备方法很多，按不同原料及路线划分可有十几种。我国工业生产以路线一为主。近几年来，许多新工艺在诺氟沙星生产中获得应用，其中以路线二，即硼螯合物法收率高，操作简便，单耗低，且质量较好。

合成路线如下。

路线一：

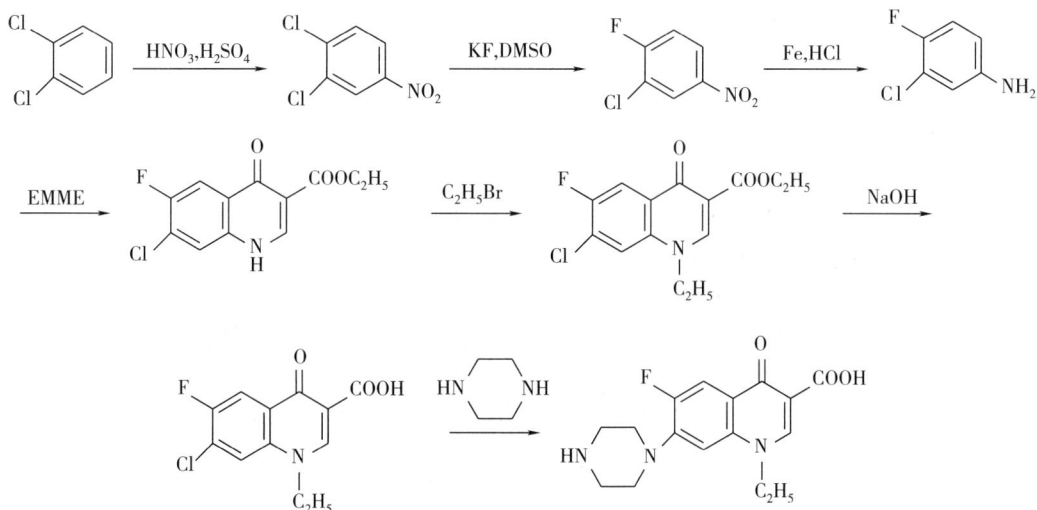

路线二：

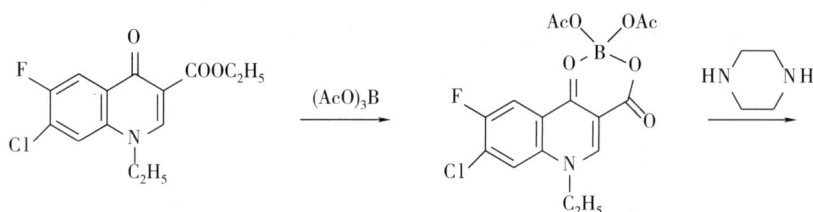

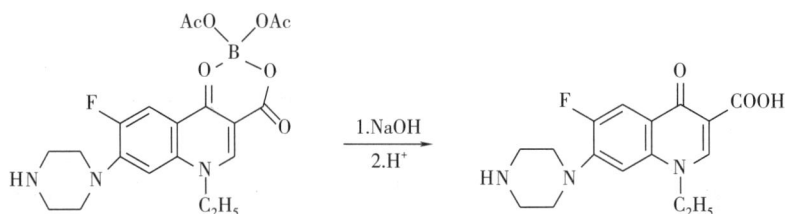

【仪器和试剂】

仪器：温度计，分液漏斗，水蒸气蒸馏装置，滴液漏斗，恒温水浴锅，球形冷凝管，直形冷凝管，搅拌子，三颈瓶，抽滤瓶，布氏漏斗，电热套，量筒，烧杯，玻璃棒，锥形瓶，油泵，真空尾接管，熔点仪。

试剂：硝酸，硫酸，邻二氯苯，二甲亚砜，无水氟化钾，铁粉，氯化钠，浓盐酸，原甲酸三乙酯，氯化锌，乙醇，醋酐，石蜡油，甲苯，丙酮，无水碳酸钾，DMF，溴乙烷，氢氧化钠，无水哌嗪，吡啶，冰醋酸，硼酸，二甲亚砜，pH 试纸。

【实验步骤】

1. 3,4－二氯硝基苯的制备　在装有搅拌子、回流冷凝管、温度计、滴液漏斗的三颈瓶中，先加入硝酸 51.0g，水浴冷却下，滴加硫酸 79.0g（43ml），控制滴加速度，使温度保持在 50℃以下。滴加完毕，换滴液漏斗，于 40～50℃内滴加邻二氯苯 35.0g（26.8ml），40min 内滴完，升温至 60℃，反应 2h，静置分层，取上层油状液体倾入 5 倍量水中，搅拌，固化，放置 30min，抽滤，水洗至 pH 6～7，真空干燥，称重，计算收率。

注释：

（1）本反应是用混酸硝化。硫酸可以防止副反应的进行，并可以增加被硝化物的溶解度；硝酸生成 NO_2^+，是硝化剂。

（2）此硝化反应需达到 40℃才能反应，低于此温度，滴加混酸会导致大量混酸聚集，一旦反应引发，聚集的混酸使反应温度急剧升高，生成许多副产物，因此滴加混酸时应调节滴加速度，控制反应温度在 40～50℃。

（3）上述方法所得的产品纯度已经足够用于下步反应，如要得到较纯的产品，可以采用水蒸气蒸馏或减压蒸馏的方法。

（4）3,4－二氯硝基苯的 m. p. 39～41℃，不能用红外灯或烘箱干燥。

思考题：

（1）硝化试剂有许多种，请举出其中几种并说明其各自的特点。

（2）配制混酸时能否将浓硝酸加到浓硫酸中？为什么？

（3）如何检查反应是否已进行完全？

2. 4－氟－3－氯－硝基苯的合成　在装有搅拌子、回流冷凝管、温度计、氯化钙干燥管的三颈瓶中，加入 3,4－二氯硝基苯 40g、无水二甲亚砜 73g、无水氟化钾 23g，升温到回流温度 194～198℃，在此温度下快速搅拌 1～1.5h，冷却至 50℃左右，加入 75ml 水，充分搅拌，倒入分液漏斗中，静置分层，分出下层油状物。安装水蒸气蒸馏装置，进行水蒸气蒸馏，得淡黄色固体，抽滤，水洗至中性，真空干燥，得 4－氟－3－氯－硝基苯。

注释：

（1）该步氟化反应为绝对无水反应，一切仪器及药品必须绝对无水，微量水会导致收率大幅下降。

（2）为保证反应液的无水状态，可在刚回流时蒸出少量二甲亚砜，将反应液中的微量水分带出。

（3）进行水蒸气蒸馏时，少量冷凝水就已足够，大量冷凝水会导致 4 - 氟 - 3 - 氯 - 硝基苯固化，堵塞冷凝管。

思考题：

（1）请指出提高此步反应收率的关键是什么？

（2）如果延长反应时间会得到什么样的结果？

（3）水溶液中的二甲亚砜如何回收？

3. 4 - 氟 - 3 - 氯苯胺的制备　在装有搅拌子、回流冷凝管、温度计的三颈瓶中投入铁粉 51.5g、水 173ml、氯化钠 4.3g、浓盐酸 2ml，搅拌下于 100℃ 活化 10min，降温至 85℃，在快速搅拌下，先加入 4 - 氟 - 3 - 氯硝基苯 15.0g，温度自然升至 95℃，10min 后再加入 4 - 氟 - 3 - 氯硝基苯 15.0g，于 95℃ 反应 2h，然后将反应液进行水蒸气蒸馏，馏出液中加入冰，使产品固化完全，抽滤，于 30℃ 下干燥，得 4 - 氟 - 3 - 氯苯胺，m.p. 44～47℃。

注释：

（1）胺的制备通常是在盐酸或醋酸存在下用铁粉还原硝基化合物而制得，该法原料便宜，操作简便，收率稳定，适于工业生产。

（2）铁粉由于表面上有氧化铁膜，需经活化才能反应，铁粉粗细一般以 60 目为宜。

（3）由于铁粉密度较大，搅拌速度慢则不能将铁粉搅匀，会在烧瓶下部结块，影响收率，因此该反应应剧烈搅拌。

（4）水蒸气蒸馏应控制冷凝水的流速，防止 4 - 氟 - 3 - 氯苯胺固化，堵塞冷凝管。

（5）4 - 氟 - 3 - 氯苯胺的熔点低（40～43℃），故应低温干燥。

思考题：

（1）此反应用的铁分为硅铁粉，含有部分硅，如用纯铁粉效果如何？

（2）试举出其他还原硝基化合物成胺的还原剂，并简述各自特点。

（3）对于这步反应如何检测其反应终点？

（4）反应中为何分步投料？

（5）请设计除水蒸气蒸馏以外其他后处理方法，并简述各自优缺点。

4. 乙氧基次甲基丙二酸二乙酯（EMME）的制备　在装有搅拌子、温度计、滴液漏斗、蒸馏装置的三颈瓶中，加入原甲酸三乙酯 78.0g，$ZnCl_2$ 0.1g，搅拌，加热，升温至 120℃，蒸出乙醇，降温至 70℃，于 70～80℃ 内滴加第二批原甲酸三乙酯 20.0g 及醋酐 6.0g，于 0.5h 内滴完，然后升温到 152～156℃，保温反应 2h。冷却至室温，将反应液倾入圆底烧瓶中，水泵减压回收原甲酸三乙酯（bp. 143℃/102kPa，70℃/5333Pa）。冷到室温，换油泵进行减压蒸馏，收集 120～140℃/666.6Pa 的馏分，得乙氧基次甲基丙二酸二乙酯。

注释：

（1）本反应是缩合反应，$ZnCl_2$ 是 Lewis 酸，作为催化剂。

（2）减压蒸馏所需真空度要达 666.6Pa 以上，才可进行蒸馏操作，真空度小，蒸馏温度高，导致收率下降。

（3）减压回收原甲酸三乙酯时亦可进行常压蒸馏，收集 140～150℃ 的沸点馏分。蒸出的原甲酸三乙酯可以套用。

思考题：

（1）减压蒸馏的注意事项有哪些？不按操作规程做的后果是什么？

（2）本反应所用的 Lewis 酸除 $ZnCl_2$ 外，还有那些可以替代？

5. 7－氯－6－氟－1,4－二氢－4－氧代喹啉－3－羧酸乙酯（环合物）的制备　在装有搅拌子、回流冷凝管、温度计的三颈瓶中分别投入 4－氟－3－氯苯胺 15.0g、EMME 24.0g，快速搅拌下加热到 120℃，于 120～130℃ 反应 2h。放冷至室温，将回流装置改成蒸馏装置，加入石蜡油 80ml，加热到 260～270℃，有大量乙醇生成，回收乙醇反应 30min 后，冷却到 60℃ 以下，抽滤，滤饼分别用甲苯、丙酮洗至灰白色，干燥，测熔点，m. p. 297～298℃，计算收率。

注释：

（1）本反应为无水反应，所有仪器应干燥，严格按无水反应操作进行，否则会导致 EMME 分解。

（2）环合反应温度控制在 260～270℃，为避免温度超过 270℃，可在将要达到 270℃ 时缓慢加热。反应开始后，反应液变黏稠，为避免局部过热，应快速搅拌。

（3）该环合反应是典型的 Could－Jacobs 反应，考虑苯环上的取代基的定位效应及空间效应，3－位氯的对位远比邻位活泼，但也不能忽略邻位的取代。反应条件控制不当，便会按下式反应形成反环物：

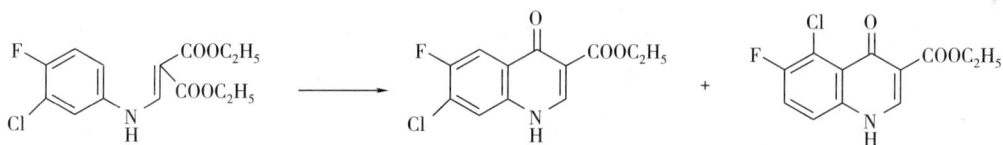

为减少反环物的生成，应注意以下几点：①反应温度低有利于反环物的生成，因此，反应温度应快速达到 260℃，且保持在 260～270℃；②加大溶剂用量可以降低反环物的生成，从经济的角度来讲，采用溶剂与反应物用量比为 3∶1 时比较合适；③用二甲苯或二苯砜为溶剂时，会减少反环物的生成，但价格昂贵，亦可用廉价的工业柴油代替石蜡油。

思考题：

（1）请写出 Could-Jacobs 反应历程，并讨论何种反应条件有利于提高产率。

（2）本反应为高温反应，试举出几种高温浴装置，并写出安全注意事项。

6. 1－乙基－7－氯－6－氟－1,4－二氢－4－氧代喹啉－3－羧酸乙酯（乙基物）制备　在装有搅拌子、回流冷凝管、温度计、滴液漏斗的 250ml 三颈瓶中，加入环合物 25.0g、无水碳酸钾 30.8g、DMF 125.0g，搅拌，加热到 70℃，于 70～80℃ 下，在 40～60min 内滴加溴乙烷 25g。滴加完毕，升温至 100～110℃，保温反应 6～8h，反应完毕，减压回收 70%～80% 的 DMF，降温至 50℃ 左右，加入 200ml 水，析出固体，抽滤，水洗，干燥，得粗品，用乙醇重结晶。

注释：

（1）反应中所用 DMF 要预先进行干燥，少量水分对收率有很大影响，所用无水碳酸钾需炒过。

（2）溴乙烷沸点低，易挥发，为避免损失，可将滴液漏斗的滴管加长，插到液面以下，同时注意反应装置的密闭性。

（3）反应液加水时要降至 50℃ 左右，温度太高导致酯键水解，过低会使产物结块，不易处理。

（4）环合物在溶液中酮式与烯醇式有一平衡，反应后可得到少量乙基化合物，该化合物随主产物一起进入后续反应，使生成 6 - 氟 - 1,4 - 二氢 - 4 - 氧代 - 7 - (1 - 哌嗪基)喹啉(简称脱羧物)，成为诺氟沙星中的主要杂质。不同的乙基化试剂，O - 乙基产物生成量不一样，采用 BrEt 时较低。

（5）滤饼洗涤时要将颗粒碾细，同时用大量水冲洗，否则会有少量 K_2CO_3 残留。

（6）乙醇重结晶操作过程：取粗品，加入 4 倍量的乙醇，加热至沸，溶解。稍冷，加入活性炭，回流 10min，趁热抽滤，滤液冷却至 10℃ 结晶析出，抽滤，洗涤，干燥，得精品，测熔点（m. p. 144～145℃）。母液中尚有部分产品，可以浓缩一半体积后，冷却，析晶，所得产品亦可用于下步投料。

思考题：

（1）对于该反应，请找出其他的乙基化试剂，略述优缺点。

（2）该反应的副产物是什么？简述减少副产物的方法。

（3）采用何种方法可使溴乙烷得到充分合理的利用？

（4）如减压回收 DMF 后不降温，加水稀释，对反应有何影响？

7. 1 - 乙基 - 7 - 氯 - 6 - 氟 - 1,4 - 二氢 - 4 - 氧代喹啉 - 3 - 羧酸(水解物)的制备　在装有搅拌子、冷凝管、温度计的三颈瓶中，加入 20.0g 乙基物以及碱液（由氢氧化钠 5.5g 和蒸馏水 75.0g 配成），加热至 95～100℃，保温反应 10min。冷却至 50℃，加入水 125ml 稀释，浓盐酸调 pH 6，冷却至 20℃，抽滤，水洗，干燥，测熔点（若熔点低于 270℃，需进行重结晶），计算收率。

注释：

（1）由于反应物不溶于碱，而产品溶于碱，反应完全后，反应液澄清。

（2）在调 pH 之前应先粗略计算盐酸用量，快到终点时，将盐酸稀释，以防加入过量的酸。

（3）重结晶，取粗品，加入 5 倍量上步回收的 DMF，加热溶解，加入活性炭，再加热，抽滤，除去活性炭，冷却，结晶，抽滤，洗涤，干燥，得精品。

思考题：

（1）水解反应的副产物有几种，带入下一步会有何后果？

（2）浓盐酸调 pH 值快到 6 时，溶液会有何变化？为什么？

8. 诺氟沙星的制备　在装有搅拌子、回流冷凝管、温度计的 150ml 三颈瓶中，投入水解物 10.0g、无水哌嗪 13.0g、吡啶 65.0g，回流反应 6h，冷却到 10℃，析出固体，抽滤，干燥，称重，测熔点，m. p. 215～218℃。

将上述粗品加入 100ml 水溶解，用冰醋酸调 pH 7，抽滤，得精品，干燥，称重，测熔点，m. p. 216～220℃，计算收率和总收率。

注释：

（1）本反应为氮烃化反应，注意温度与时间对反应的影响。

（2）反应物的 6 位氟亦可与 7 位氯竞争性地参与反应，会有氯哌酸副产物生成，最多可达 25%。

思考题：

（1）本反应中吡啶有哪些作用，并指出本反应的优缺点。

（2）用水重结晶主要分离什么杂质？设计出几种其他的精制方法，并与本法比较。

9. 硼螯合物的制备　在装有搅拌子、冷凝管、温度计、滴液漏斗的 250ml 三颈瓶中，加入氯化锌、硼酸 3.3g 及少量醋酐（醋酐总计用量为 17.0g），搅拌，加热至 79℃，反应引发后，停止加热，自动升温至 120℃。滴加剩余醋酐，加完后回流 1h，冷却，加入乙基物 10.0g，回流 2.5h，冷却到室温，加水，抽滤，少量冰乙醇洗至灰白色，干燥，测熔点，m. p. 275℃（分解）。

注释：

（1）硼酸与醋酐反应生成硼酸三乙酰酯，此反应到达 79℃ 临界点时才开始反应，并释放出大量热，温度急剧升高。如果量大，则有冲料的危险，建议采用 250ml 以上的反应瓶，并缓慢加热。

（2）由于螯合物在乙醇中有一定溶解度，为避免产品损失，最后洗涤时，可先用冰水洗涤，温度降下来后，再用冰乙醇洗涤。

思考题：

（1）搅拌快慢对该反应有何影响？

（2）加入乙基物后，反应体系中主要有那几种物质？

10. 诺氟沙星的制备　在装有搅拌子、回流冷凝管、温度计的三颈瓶中，加入螯合物 10.0g、无水哌嗪 8.0g、二甲亚砜（DMSO）30.0g，于 110℃ 反应 3h，冷却至 90℃，加入 10% NaOH 20ml，回流 2h，冷至室温，加 50ml 水稀释，用乙酸调 pH 7.2，抽滤，水洗，得粗品。在 250ml 烧杯中加入粗品及 100ml 水，加热溶解后，冷却，用乙酸调 pH 7，析出固体，抽滤，水洗，干燥，得诺氟沙星，测熔点，m. p. 216 ~ 220℃。

注释：

（1）硼螯合物可以利用 4 位羰基氧的 p 电子向硼原子轨道转移的特性，增强诱导效应，激活 7 - Cl，钝化 6 - F，从而选择性地提高哌嗪化收率，能彻底的防止氯哌酸的生成。

（2）由于诺氟沙星溶于碱，如反应液在加入 NaOH 回流后澄清，表示反应已进行完全。

（3）抽滤粗品时，要将滤饼中的乙酸盐洗净，防止带入精制过程，影响产品的质量。

思考题：

（1）试从收率、操作难易、单耗等方面比较两种合成方法。

（2）从该反应的特点出发，选择几种可以替代 DMSO 的溶剂或溶剂系统。

实验十三　对氨基水杨酸钠的制备

【实验目的】

1. 掌握对氨基水杨酸钠制备的反应原理。
2. 了解药物成盐对药物稳定性的影响。

【实验原理】

对氨基水杨酸钠用于治疗各种结核病，尤适用于肠结核、骨结核及渗出性肺结核的治疗。对氨基水杨酸钠化学结构式为：

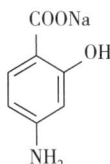

本品为白色或银灰色结晶性粉末，m. p. 142～145℃，难溶于水及三氯甲烷，溶于乙醇及乙醚，几乎不溶于苯。对氨基水杨酸钠盐水溶液很不稳定，易被氧化，遇光热颜色渐变深。

酚是弱酸性化合物，比碳酸的酸性还要弱，故酚羟基不能与碳酸氢钠成盐，而羧基酸性较强，可与碳酸氢钠成盐。

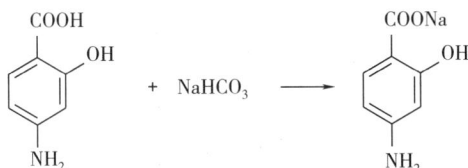

【仪器和试剂】

仪器：球形冷凝管，圆底烧瓶，恒温水浴锅，搅拌子，温度计，烧杯，玻璃棒，抽滤瓶，布氏漏斗，量筒。

试剂：碳酸氢钠，亚硫酸氢钠，对氨基水杨酸，pH 试纸，活性炭，乙醇。

【实验步骤】

在附有搅拌装置、冷凝管、恒温水浴锅的 250ml 三颈瓶中加入碳酸氢钠 6.5g，水 11ml，亚硫酸氢钠 0.04g，慢慢搅拌，水浴温度控制在 40℃±2℃，用药匙逐匙向反应瓶中加入对氨基水杨酸 11g，加料速度以不溢出为宜。加完后，装上温度计，逐渐升温使二氧化碳放出，内温升至 55℃，如对氨基水杨酸未全部溶解，可提高温度至 60℃，以对氨基水杨酸或碳酸氢钠调节反应液 pH 9，加入适量活性炭脱色，搅拌 15min，趁热抽滤，滤液冷却到 0℃，析出钠盐结晶，放置片刻使析晶完全，抽滤，以 10ml 乙醇分两次洗涤，得白色或类白色结晶，45 ~ 50℃干燥，m. p. 149 ~ 150℃（分解）。

【注释与实验指导】

对氨基水杨酸水溶液不稳定，易脱羧，在还原剂保护下，于温和条件中制成钠盐，以增加药物的稳定性。

【思考题】

1. 本实验反应中为何加亚硫酸氢钠？
2. 本实验中的碳酸氢钠能否改用氢氧化钠来替代？
3. 试比较对氨基水杨酸和对氨基水杨酸钠的稳定性。

实验十四　亚胺 – 154 的合成

【实验目的】

掌握缩合、环合反应基本的操作和反应原理。

【实验原理】

亚胺 – 154 为抗肿瘤药物，对胃癌、肺癌等有一定的缓解作用，对肝癌、网状细胞肉瘤也有缓解作用，也用于银屑病的治疗。亚胺 – 154 化学名为 1,2 – 双(3,5 – 二氧 – 1 哌嗪)乙烷，为白色针状结晶，难溶于水及乙醇，碱中不稳定，m. p. 290~292℃（分解）。

合成路线如下。

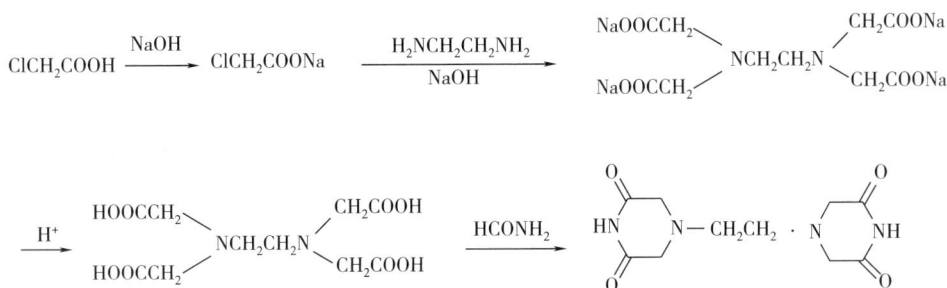

【仪器和试剂】

仪器：温度计，滴液漏斗，恒温水浴锅，球形冷凝管，直形冷凝管，韦氏分馏柱，搅拌子，三颈瓶，抽滤瓶，布氏漏斗，电热套，量筒，烧杯，玻璃棒，锥形瓶。

试剂：氯乙酸，氢氧化钠，pH 试纸，活性炭，甲酰胺，无水乙醇。

【实验步骤】

1. 乙二胺四乙酸的制备　在装有温度计、搅拌子及滴液漏斗的 250ml 三颈瓶中，投入氯乙酸 22.5g，加 45ml 水溶解。另将氢氧化钠 22.0g 溶于 60ml 水中，再加入乙二胺盐酸盐 6.6g，混匀后，置于滴液漏斗中，在搅拌下滴加到氯乙酸溶液中（约 1~2min）。加料完毕后，温度上升至 102~106℃，pH 约为 9。将滴液漏斗换成冷凝管，搅拌保温 2h。于前半小时内，分次测定反应液的 pH 值。当 pH 低于 9 时，补加少量 30% 氢氧化钠，使 pH 维持 9 左右。2h 后，加入活性炭脱色，抽滤。滤液用盐酸酸化至 pH = 1，放置，析出结晶，抽滤，结晶用水洗涤至氯离子呈阴性反应。干燥，得乙二胺四乙酸。熔点 210℃（分解）。

2. 乙二胺四乙酰亚胺的制备　将乙二胺四乙酸 14.6g，甲酰胺 26g 置于装有搅拌子、温度计和韦氏分馏柱（除水用）的三颈瓶中。加热至 140℃ 左右，保温反应 90min，再升温至 160℃ ±1℃，保温反应 4h。反应过程中逸出的气体的 pH 由 3 逐渐上升，当升至 8~9 时，即为反应终点，趁热将反应液倒入冷水中，析出结晶，抽滤。结晶分别用水、乙醇洗涤，烘干，得乙二胺四乙酰亚胺白色结晶。m. p. 295~300℃（分解）。

【思考题】

1. 在乙二胺和氯乙酸钠缩合反应中，为何 pH 控制在 9 左右？

2. 在乙二胺四乙酸与甲酰胺环合反应中，最初逸出的气体为何 pH 约为 3，而当结束时 pH 变为 8~9？

实验十五　维生素 K₃ 的制备

【实验目的】

1. 掌握该反应的氧化和加成特点。
2. 了解亚硫酸氢钠加成物在药物结构修饰中的作用和维生素 K₃ 的制备方法。

【实验原理】

β – 甲基萘(2 – 甲基萘)因 2 位甲基的超共轭效应,使甲基所在环的电子云密度较高,在温和条件下,可被铬酸(一般用三氧化铬的醋酸水溶液或重铬酸盐的稀硫酸溶液)氧化,形成甲萘醌。其 2,3 – 双键再与亚硫酸氢钠加成,即得维生素 K₃。

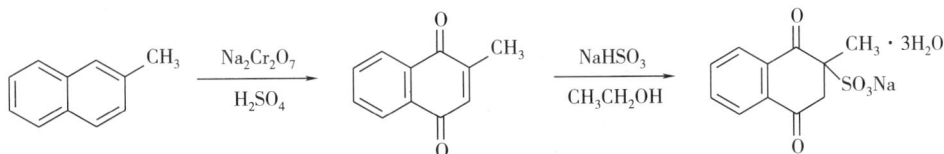

【仪器和试剂】

仪器:圆底烧瓶,恒温水浴锅,球形冷凝管,直形冷凝管,尾接管,锥形瓶,搅拌子,温度计,烧杯,玻璃棒,抽滤瓶,布氏漏斗,量筒。

试剂:β – 甲基萘,丙酮,重铬酸钠,亚硫酸氢钠,95%乙醇,活性炭。

【实验步骤】

1. 甲萘醌的制备　在附有集热式磁力搅拌器、冷凝管、滴液漏斗的 250ml 三颈瓶中,加入 β – 甲基萘 14.0g,丙酮 28.1g(36ml),搅拌至溶解。将重铬酸钠 70.0g 溶于 105ml 水中,与浓硫酸 84.0g 混合后,于 38~40℃慢慢滴加至反应瓶中,加毕,于 40℃反应 30min,然后将水浴温度升至 60℃反应 1h。趁热将反应物倒入大量水中,使甲萘醌完全析出,抽滤,结晶用水洗三次,压紧,抽干。

2. 维生素 K₃ 的制备　安装毕集热式磁力搅拌器、100ml 三颈瓶、冷凝管后,向反应瓶中加入甲萘醌湿品、亚硫酸氢钠 8.7g(溶于 13ml 水中),于水浴 38~40℃搅拌均匀(注意温度不要超过 40℃),再加入 95%乙醇 22ml,搅拌 30min,冷至 10℃以使结晶析出,抽滤,结晶用少许冷乙醇洗涤,抽干,得维生素 K₃ 粗品。

3. 精制　粗品放入锥形瓶中加 4 倍量 95%乙醇及 0.5g 亚硫酸氢钠,在 70℃以下溶解,加入粗品量 1.5% 的活性炭。水浴 68~70℃保温脱色 15min,趁热抽滤,滤液冷至 10℃以下,析出结晶,抽滤,结晶用少量冷乙醇洗涤,抽干,干燥,得维生素 K₃ 纯品。m. p. 105~107℃。

【注解和实验指导】

1. 氧化剂混合时，需将浓硫酸缓慢加入到重铬酸钠水溶液中。
2. 乙醇的加入，可增加甲萘醌的溶解度，以利反应进行。

【思考题】

1. 氧化反应中为何要控制反应温度，温度高了对产品有何影响？
2. 本反应中硫酸与重铬酸钠属哪种类型的氧化剂？药物合成中常用的氧化剂有哪些？

实验十六　马休黄的系列合成

【实验目的】

1. 掌握小量物料处理的基本操作要领。
2. 掌握磺化、硝化、还原、酰化、氧化、水解反应的基本原理。
3. 熟悉利用理化性质差别来对主产物和副产物加以分离提纯的操作方法。
4. 熟悉少量产品重结晶和熔点测定的操作方法。

【实验原理】

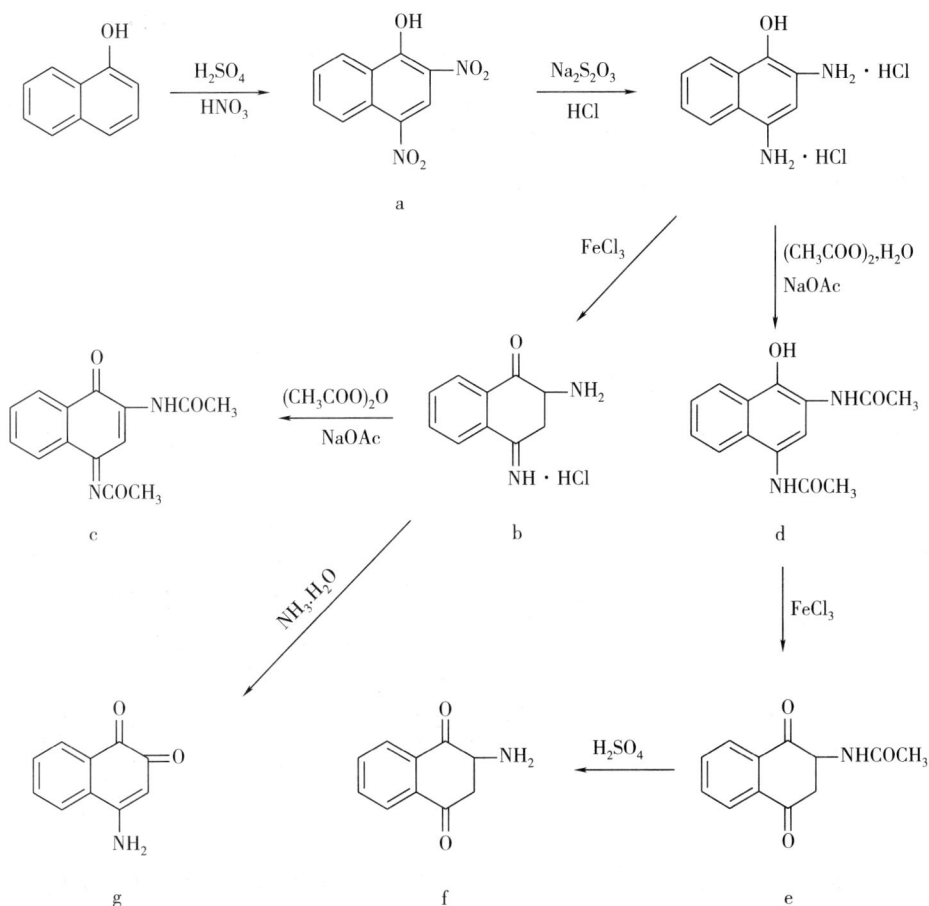

该实验第一个化合物是马休黄，它是一种羊毛的防蛀染料（1g 马休黄可染 200g 羊毛）。这个染料是 1868 年由 Karl Ale Xander Vonmartius 发现的。它是 2,4 - 二硝基 - 1 - 萘酚(a)的铵盐，在这组反应中，化合物 a 是由 1 - 萘酚用硫酸进行磺化，并用硝酸在水介质中处理磺化生成的二磺酸获得的。这种基团的转换是十分容易的，而且不需要分离出二磺酸。这种用间接

方法引入硝基的优点在于 1 - 萘酚很容易被氧化,直接硝化会受到部分破坏。马休黄是由 a 的酸性酚羟基与氨反应生成铵盐制备的。将一部分这种盐(马休黄)进行酸化并结晶,转化成纯的 2,4 - 二硝基 - 1 萘酚(a),把它作为样品保存起来,其余的悬浮于水中,按如下反应式用连二亚硫酸钠还原为二氨基萘酚。

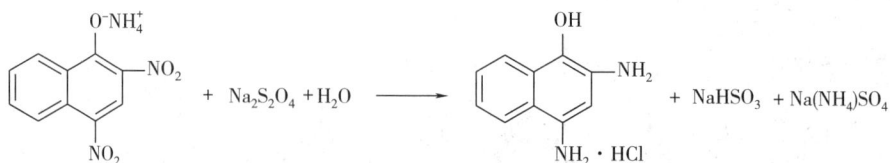

二氨基萘酚不是以铵盐形式而是以游离状态分离出来的,这是因为它具有非常弱的酸性。

由于 2,4 - 二氨基 - 1 - 萘酚,作为游离碱对空气氧化非常敏感,所以要立即把它溶于稀盐酸中。将二氨基萘酚的二盐酸盐溶液用活性炭脱色澄清并分作两等份。一份用氯化铁氧化得到火红色的 2 - 氨基 1,4 - 萘醌亚胺盐(b)。由于该物质与许多其他盐一样没有熔点,要鉴定它需要将其转化成黄色二乙酰化物(c)。化合物 b 具有足够的稳定性,可以分离出来。将它水解可得到橙色 4 - 氨基 - 1,2 - 萘醌(g)。另一份二氨基萘酚二盐酸盐溶液,用乙酸酐处理后再用乙酸钠处理,在水溶液中反应,结果发生氨基的选择性乙酰化,得到 2,4 - 二乙酰氨基 - 1 - 萘酚(d)。将 d 氧化,在 4 位上乙酰氨基断裂下来,产物为 2 - 乙酰氨基 1,4 - 萘二醌(e)。该黄色物质用硫酸水解,得红色 2 - 氨基 - 1,4 - 萘醌(f),它是这个合成系列的最后一个化合物,整个反应周期很短,而且产率很高。

【仪器和试剂】

仪器:磁力搅拌器,恒温水浴锅,温度计,抽滤瓶,布氏漏斗,电热套,量筒,烧杯,锥形瓶,玻璃棒,干燥箱,熔点仪。

试剂:1 - 萘酚,浓硝酸,浓硫酸,浓盐酸,浓氨水,氢氧化钠,氯化铵,乙醇,甲醇,乙酸酐,乙酸钠,三氯化铁,连二亚硫酸钠,乙酸,氯化亚锡。

【实验步骤】

1. 2,4 - 二硝基 - 1 - 萘酚(a)的制备 把 5g 纯 1 - 萘酚放在一个 125ml 锥形瓶中,加 10ml 浓硫酸把混合物在蒸汽浴中旋转加热 5min,此时固体应溶解,而且开始的红色应褪去,在冰浴中冷却,加入 25ml 水,并把溶液迅速冷至 15℃。量取 6ml 浓硝酸倒入试管中,并用毛细滴管每次少量地(0.5ml)把它转入到此冷却的溶液中,同时将锥形瓶在冰浴中剧烈旋动,使温度保持在 15～20℃范围内。当加完硝酸并在放热反应平稳下来(1～2min)温和地温热混合物至 50℃(1min),硝化产物应以黏稠的黄色浆状物分离出来,再在蒸汽浴上充分加热 1min,用水灌满锥形瓶充分洗涤,然后用水(100ml)把它洗到一个 500ml 烧杯中。加入 150ml 热水及 5ml 浓氨溶液(密度 0.90),加热至沸,搅拌溶解固体。如果热溶液很脏的话可进行吸滤。在滤液中加 10g 氯化铵使盐析出铵盐(马休黄),在冰浴冷却后收集该橙色盐,并用 1% 氯化铵的水溶液洗涤。这个盐不需要干燥(干燥重量 7.7g,产率 88.5%)。

分出约为 0.3g 的潮湿铵盐,把它溶于 15～20ml 热水中。该溶液进行酸化(用浓盐酸几滴),并将析出的 2,4 - 二硝基 - 1 - 萘酚(a)用甲醇或乙醇进行重结晶,可生成黄色针状结晶,熔点 138℃。

2. 2,4 - 二氨基 - 1 - 萘酚的制备　将剩余的铵盐用总量为 200ml 的水洗入一个烧杯中，加 40g 连二亚硫酸钠，搅拌至橙黄色消失并形成结晶状棕黄色沉淀为止（5～10min），放在冰中冷却。将 1～2g 连二亚硫酸钠溶于 100ml 水中，6ml 浓盐酸溶于 25ml 水中，配制连二亚硫酸钠溶液及盐酸溶液，用作洗涤液。吸滤收集沉淀，用连二亚硫酸钠溶液漂洗和洗涤。即将抽干时，即使是短时间将空气抽过滤饼也是要避免的，应立即将滤饼转入稀盐酸溶液中，搅拌以使所有二胺转化为二盐酸盐。

此酸溶液含有硫和滤纸，可用吸滤法使通过潮湿的活性炭层使之澄清。活性炭层是由 2.0g 活性炭与 25ml 水在一带塞的烧瓶中振荡生成浆状物，再把浆状物倒在 85ml 布氏漏斗滤纸上制得的。将滤瓶中的水倾出，然后吸滤二盐酸盐的溶液。把粉红色或红色的滤液分为近似相等的两份，并立即加入相应试剂使一部分转变为 b，另一部分转变为 d。

3. 2 - 氨基 - 1,4 - 萘醌亚胺盐酸盐（b）的制备　在分出的一半二胺二盐酸盐溶液中加入 25ml 1.3mol/L 氯化铁溶液，用冰水冷却，必要时可用擦刮引发结晶。用玻璃棒在液面上同一点轻轻擦动液膜。如果诱导结晶的做法不成功，可再多加些盐酸。收集红色产物，用稀盐酸洗涤，干燥称重。

把湿的产品分为三等份，其中一份摊开干燥，以备转变成 c 之用。另两份还在潮湿的时候就可进行重结晶和转化为 g。将这两份在缓和地温热下溶于含 2～3 滴盐酸的少量水中（约 15～20ml 水），加活性炭振摇 1～2min，过滤并加入浓盐酸以减少其溶解度，抽滤，固体为朱红色。

4. 2 - 氨基 - 1,4 - 萘醌亚胺二乙酰化物（c）的制备　将 0.5g 干燥醌亚胺盐酸盐 b，0.5g 乙酸钠（无水）和 3ml 乙酸酐混合物在一试管中搅拌并在蒸汽浴上温和地温热。随着充分搅拌，红色盐立刻转变为黄色的二乙酰化物结晶。该溶液可以呈现红色，但一旦红色固体颗粒消失就应立即将混合物倒入 10ml 水中，搅拌，直到过量的乙酸酐溶解或变为水解产物。收集并洗涤产品（干燥重量 0.5g），再于乙醇中结晶。产物为黄色针状晶体，m. p. 189℃。

5. 2,4 - 二乙酰氨基 - 1 - 萘酚（d）的制备　在第二节余留的另一半二氨基萘酚二盐酸盐溶液中加入 3ml 乙酸酐，剧烈搅拌，再加 3.0g 乙酸钠（无水）及 0.16g 连二亚硫钠在 20～30ml 水中的溶液。二乙酰化物可以一种白色粉末状沉淀出来或以油状物分离出来。该油状物可在水中冷却并用玻璃棒擦刮使固化，收集产物。为了除掉存在的所有三乙酰化物，可在室温搅拌下将它溶于 5ml 10% 氢氧化钠及 50ml 水中。如果溶液有颜色，加一小撮连二亚硫酸钠即可褪色。吸滤，在滤液中逐渐加入充分稀释的盐酸（2ml 浓盐酸加入 18ml）进行酸化，二乙酰化物沉淀即可析出。收集产品，用水洗涤之，并将它分为三份（干燥重量 2.1～2.6g）。

以上产物的三分之二可不经干燥转化为 e，另外三分之一用于制备结晶样品。将准备结晶的第三份产物溶于热的乙酸中使形成溶液，加入用一小粒氯化亚锡溶于几滴稀盐酸制成的溶液以阻止氧化，并在沸腾下逐渐地以 5～6 倍体积的水稀释之，结晶可能很慢，需要冷却和擦刮，纯二乙酰化物为无色棱形固体，熔点 224℃分解。

6. 2 - 乙酰氨基 - 1,4 - 萘醌（e）的制备　将 1.5g 在步骤 5 中剩余的潮湿二乙酰氨基酚 d 溶于 10ml 热乙酸中，用 20ml 热水稀释，并加 10ml 0.13mol/L 三氯化铁溶液。产物以黄色针状结晶迅速分出，收集该产物（冷却后）并用少量乙醇洗涤，产量 1.2g。为了用以转化为 f，干燥一半产品，其余部分在 95% 乙醇中结晶，熔点 204℃。

7. 2 - 氨基 - 1,4 - 萘醌（f）的制备　对装在 25ml 锥形瓶中的 0.5g 第 6 步干燥所得 2 - 乙酰氨基 - 1,4 - 萘醌（e）加入 2ml 浓硫酸，并在蒸汽浴上加热该混合物促使其迅速溶解（1～

2min）。该深红色的溶液冷却 5min 后，用 10～20ml 水进行稀释，并收集沉淀产物，用水洗涤，将该湿样品（干燥重量 0.37g）在乙醇或乙醇－水中进行结晶，得红色针状晶体，熔点 206℃。

8. 4－氨基－1,2－萘醌(g)的制备　将 1.0g 第 3 步保留下来的氨基萘醌亚胺盐酸盐 b 溶于 25ml 水中，加 2ml 浓氨水（密度 0.90），并将混合物煮沸水 5min。开始沉淀出的游离醌亚胺水解为氨基醌(g) 和异构体(f) 的混合物。冷却，收集沉淀，并将它悬浮在 50ml 水中，再加入 25ml 10% 氢氧化钠溶液。充分搅拌，滤出残留的少量 2－氨基－1,4－萘醌(f)，并用乙酸酸化滤液。收集析出的橙色沉淀 g，洗涤，湿样品再在 500～600ml 热水中结晶（析出很慢）。得橙色针状晶体，产量 0.4g，大约在 270℃分解。

【注解和实验指导】

1. 化合物 b 的性质及其不稳定，在转化之前操作应注意避免其氧化变质，如操作速度要快、转化前准备好要用的试剂药品、尽量不要使产物暴露在空气中，反应液尽量保持在还原性溶液中。

2. 化合物 c 和 d 的合成均为酰化反应，应注意两操作之间的差别，避免混淆。

3. 各步产物的量较少，因此重结晶的方法与以往实验的重结晶方法略有不同，注意重结晶溶剂的用量应适中，避免产物的损失。

4. 本实验的特点是所用的试剂药品种类比较多、操作步骤较繁琐。学生实验前应充分熟悉实验原理和步骤，操作中切勿加错试剂，注意不同浓度的试剂的配制和使用。

【思考题】

1. 化合物 b 重结晶过程中加盐酸的作用是什么？
2. 化合物 d 的合成中两种酰化产物的分离原理是什么？
3. 实验步骤第 8 步中分离化合物 f 和化合物 g 的原理是什么？

实验十七　葡萄糖酸锌的制备

【实验目的】

掌握葡萄糖酸锌的制备方法。

【实验原理】

实验室用葡萄糖酸与等摩尔的氧化锌发生如下反应来制备葡萄糖酸锌，其反应式如下：

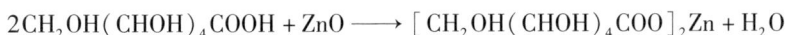

$$2CH_2OH(CHOH)_4COOH + ZnO \longrightarrow [CH_2OH(CHOH)_4COO]_2Zn + H_2O$$

【仪器和试剂】

仪器：磁力搅拌器，恒温水浴锅，温度计，抽滤瓶，布氏漏斗，电热套，量筒，烧杯，玻璃棒，100ml 四口烧瓶，球形冷凝管。

试剂：葡萄糖酸，氧化锌，95% 乙醇。

【实验步骤】

1. 合成　在恒温水浴锅上，用铁夹固定好 100ml 四口烧瓶，安装好机械搅拌、温度计、冷凝管；向烧瓶中加入葡萄糖酸 10.8g（0.055mol），蒸馏水 40ml，开启搅拌，升温至 60 度，测定 pH 值；分批加入称量好的 2.7g（0.033mol）氧化锌（每加一批，溶液先变浑浊后逐渐变清，变清后加入下一批，约 20min 加完），加完后，继续搅拌 30min，测定 pH，若 pH < 6，可用少量的葡萄糖酸调节 pH 值到 6.0 左右；继续反应 10min 后，趁热过滤除去不溶性杂质；滤液重新倒入烧杯中，搅拌条件下加入 40ml 95% 乙醇，用冰水降温至 5℃ 左右，过滤，干燥得粗品。

2. 重结晶　将粗品加蒸馏水 10ml，电热套上加热 90℃ 至溶解，趁热抽滤，滤液冷至室温，加 10ml 95% 乙醇，充分搅拌后，即得精品。

【注解和实验指导】

葡萄糖酸和氧化锌反应的 pH 值需调节好，终点 pH 值在 6 左右。

【思考题】

1. 制备葡萄糖酸锌的原理是什么？
2. 在沉淀与结晶葡萄糖酸锌时，都加入 95% 乙醇，其作用是什么？

第四部分 综合设计性实验

实验十八 阿司匹林的合成、质量控制及鉴别

【实验目的】

1. 掌握酯化反应的特点和操作方法。
2. 药物的精制、杂质检查、结构鉴定等方法与技能

【实验原理】

阿司匹林为白色针状或板状结晶，熔点 135～140℃，易溶于乙醇，可溶于三氯甲烷、乙醚，微溶于水。

临床上为解热镇痛药，用于治疗伤风、感冒、头痛、发烧、神经痛、关节炎及风湿病、类风湿病等。近年来，又证明它具有抑制血小板聚集的作用，其治疗作用又进一步扩大到预防血栓的形成，治疗心血管疾患。

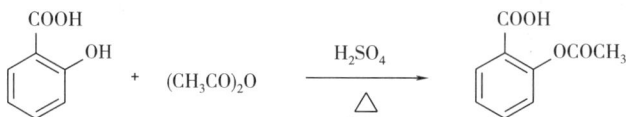

【仪器和试剂】

仪器：100ml 三颈瓶，冷凝管，恒温水浴锅，搅拌子，烧杯，玻璃棒，熔点测定仪，抽滤瓶，布氏漏斗，量筒。

试剂：水杨酸，浓硫酸，醋酐，碳酸氢钠，盐酸，三氯化铁，硫酸铁铵，乙醇。

【实验步骤】

1. 乙酰水杨酸的制备　在装有搅拌器、冷凝管的 100ml 三颈瓶中，依次加入水杨酸 10.0g，醋酐 14ml，浓硫酸 5 滴，置 80℃ 水浴上搅拌 15min。稍冷，将反应液倾入 150ml 冷水中，继续搅拌，至晶体全部析出，抽滤，并用少量冷水洗涤，抽干，得粗品。

2. 精制　将粗品转入到 100ml 的烧杯中，加入 10% 的碳酸氢钠水溶液，边加边搅拌，直到不再有二氧化碳产生。抽滤，除去不溶性聚合物。再将滤液倒入 100ml 烧杯中，缓慢加入 20% 盐酸，边加边搅拌，这时会有晶体逐渐析出。将反应混合液至于冰水浴中，使晶体尽量

析出。抽滤，用少量冷水洗涤 2～3 次，然后抽滤至干。取少量乙酰水杨酸，溶入几滴乙醇中，并滴加 1～2 滴 1% 三氯化铁溶液，如果发生显色反应，产物可用乙醇－水混合溶剂重结晶：先将粗品溶于少量的沸乙醇中，再向乙醇溶液中添加热水至溶液中出现混浊，再加热至溶液澄清、静置、冷却、过滤、干燥、称量、测定熔点并计算产率。

3. 阿司匹林的检查 取阿司匹林 0.1g，加乙醇 1ml 溶解后，加冷水适量，制成 50ml 溶液。立即加新制的稀硫酸铁铵溶液 1ml，摇匀；30s 内如显色，与对照液比照，不得更深（1%）。

4. 阿司匹林的鉴别

（1）取阿司匹林 0.1g，加水 10ml，煮沸，放冷，加三氯化铁试液 1 滴，即显紫堇色。

（2）利用熔点测定仪测定所得产物熔点，与文献值对照。

（3）红外光吸收图谱应与对照的图谱一致。

【注解和实验指导】

第一步制备反应所用的三颈瓶，冷凝管，量筒都必须先干燥处理。

【思考题】

1. 向反应液中加入少量浓硫酸的目的是什么？是否可以不加？为什么？

2. 本反应可能发生哪些副反应，产生哪些副产物？

3. 阿司匹林精制选择溶媒依据什么原理？为何要使滤液温度自然下降？

实验十九　苯佐卡因的制备及稳定性考察

【实验目的】

1. 掌握酯化反应的特点及促进反应进行的一般方法；薄层色谱法检查药物中杂质的方法。
2. 了解并掌握还原反应的常用方法及特点。
3. 了解 pH 值对苯佐卡因溶液稳定性的影响。

【实验原理】

苯佐卡因为苯甲酸酯类局麻药，结构中含有酯基，其水溶液可发生水解反应。本实验以对硝基苯甲酸为原料，在强酸性条件下与乙醇发生酯化反应，生成目标产物对硝基苯甲酸乙酯。

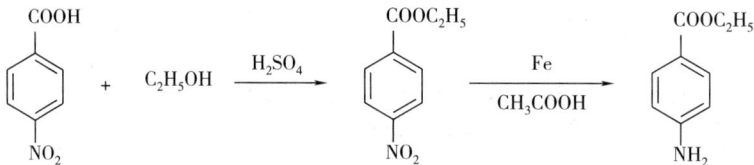

【仪器和试剂】

仪器：球形冷凝管，圆底烧瓶，电热套，烧杯，玻璃棒，抽滤瓶，布氏漏斗，量筒，锥形瓶，直形冷凝管，尾接管。

试剂：对硝基苯甲酸，无水乙醇，浓硫酸，铁粉，冰醋酸，碳酸钠，乙醚，无水硫酸钠，0.1mol/L 盐酸，0.1mol/L 氢氧化钠。

【实验步骤】

（一）苯佐卡因的制备

1. 酯化　在 250ml 圆底烧瓶中依次加入对硝基苯甲酸 8.0g、无水乙醇 40ml 和浓硫酸 3ml，加入沸石，装上球形冷凝管，在电热套上加热回流 1.5h，接着常压蒸馏出部分乙醇（约 15ml）。搅拌下趁热将反应液倒入 120ml 冷水中，析出白色沉淀，抽滤后水洗。将滤饼转移到烧杯中，加入 10ml 5% 的碳酸钠溶液，搅拌除去未反应的对硝基苯甲酸，抽滤后水洗干燥，得到对硝基苯甲酸乙酯（白色颗粒状晶体，m. p. 57℃）。

2. 还原　在 250ml 圆底烧瓶中加入 12.0g 铁粉，2.5ml 冰醋酸及 40ml 的 95% 乙醇，电热套加热回流 10min。稍微冷却后加入 4.0g 对硝基苯甲酸乙酯加热回流 1.5h，将 30ml 温热的 10% 碳酸钠溶液慢慢加入热的反应液中，并随加随搅拌。趁热迅速抽滤，于滤液中加适量的冰水，析出产品。冷却使结晶完全，抽滤，干燥称重。

（二）苯佐卡因溶液稳定性的考察

1. 供试液的制备

（1）0.5% 对氨基苯甲酸溶液，作为点样液 A。

（2）1%苯佐卡因溶液（苯佐卡因难溶于水，可以先用乙醇溶解再加水制备溶液），作为点样液 B。

（3）取 1%苯佐卡因溶液 5ml，用 0.1mol/L 盐酸调至 pH 2～3，沸水浴中加热 25min，作为点样液 C。

（4）取 1%苯佐卡因溶液 5ml，用 0.1mol/L 氢氧化钠调至 pH 9～10，沸水浴中加热 25min，作为点样液 D。

2. 薄层色谱 在制好的层析板上，分别用毛细管取点样液 A、B、C、D 进行点样。用丙酮与三氯甲烷（3∶2）混合液作为展开剂，置于密闭的层析槽中，在饱和 30min 后，将已点样的层析板放入，用倾斜上行法展开，取出层析板，风干。

用对二甲氨基苯甲醛试液（对二甲氨基苯甲醛 1.0g，溶于 30%盐酸 25ml 及甲醇 75ml 混合液中）喷雾显色，或在紫外分光灯下看展开的斑点，用铅笔画好。根据点样液原点到展开剂上行的前沿距离与点样液原点到上行色点中心距离相比求出比移值（R_f 值）。

【思考题】

1. 酯化反应有何特点？一般怎样促使反应进行完全？

2. 本反应中浓硫酸有何作用？

3. 反应中为什么用冰醋酸不用盐酸？

4. 反应中加入 95%乙醇是起溶剂作用的，用它有什么益处？

5. 酯化反应结束后，为什么要用 Na_2CO_3 溶液而不用 NaOH 溶液进行中和？为什么中和时调节 pH＝9 而不是 pH＝7？

6. 苯佐卡因溶液的稳定性受哪些因素的影响？

7. 薄层色谱法在药物分析中有何用途？

实验二十　外消旋萘普生的光学拆分

【实验目的】

1. 了解拆分外消旋化合物的原理。
2. 掌握用葡辛胺为拆分剂对外消旋化合物进行拆分的操作技术。
3. 学习消旋化反应的原理及掌握其操作技术。

【实验原理】

目前获得单一手性化合物的方法主要有：①手性源合成法，以手性物质为原料合成其他手性化合物；②不对称催化合成法，是在催化剂或酶的作用下合成得到单一对映体化合物的方法；③外消旋体拆分法，是在拆分剂的作用下，利用物理化学或生物方法将外消旋体拆分成两个对映体。其中化学拆分法是工业生产上广泛应用的方法。化学拆分法是利用外消旋体分子含有的活性基团与某一光学活性试剂（拆分剂）进行反应，生成两种非对映异构体的盐或其他复合物，再利用它们物理性质（如溶解度）和化学性质的不同将两者分开，最后把拆分剂从中分离出去，便可得到单一对映体。

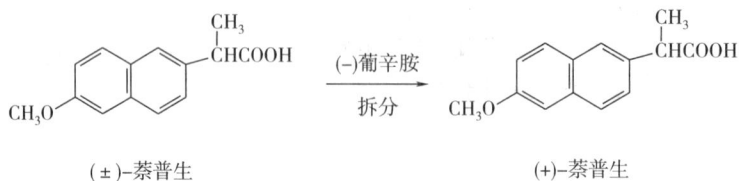

$(\pm)$-萘普生　　　　　　　　　　　　　　　　　　$(+)$-萘普生

【仪器和试剂】

仪器：圆底烧瓶，恒温水浴锅，球形冷凝管，搅拌子，抽滤瓶，布氏漏斗，电热套，量筒，烧杯，玻璃棒，锥形瓶。

试剂：甲醇，外消旋萘普生，（－）－葡辛胺，氢氧化钠，氢氧化钾，pH 试纸，活性炭，无水乙醇，盐酸。

【实验步骤】

1. （＋）－萘普生·（－）－葡辛胺盐的制备　将甲醇 35ml、外消旋萘普生 5.0g 及（－）－葡辛胺 6.4g 依次投入 100ml 圆底瓶中，搅拌，缓缓升温至 55℃，待物料全部溶解后，继续升温回流，于 67℃回流 30min。反应毕，停止加热，撤去水浴，继续搅拌，自然降温，约在 44℃左右开始有白色颗粒状沉淀析出，待温度降至室温，停止搅拌，静置 30min，抽滤，滤饼用甲醇（10ml×2）洗涤，抽干，压实，于 100℃烘干，得（＋）－萘普生·（－）－葡辛胺盐 4.6g，m. p. 142～144℃。

2. （＋）－萘普生的制备　将上步得到的（＋）－萘普生·（－）－葡辛胺盐置于烧杯中，加 8～10 倍量水，充分搅拌下，滴加 5%（1.25mol/L）氢氧化钠溶液至 pH 大于 10，于 45℃

加热、搅拌 0.5h，冷却至室温，抽滤，滤饼用水洗涤，抽干，压实，烘干，回收（－）-葡辛胺。洗液与滤液合并，加适量活性炭脱色，抽滤，滤液用盐酸调节 pH 1～2，析出（＋）-萘普生，按常法处理，得纯品，称量，计算收率。m. p. 154～156℃，$[\alpha]_D = 65°$（$CHCl_3$）。

3.（－）-萘普生的消旋化　将制备得到的（＋）-萘普生·（－）-葡辛胺盐母液按上法用 5%（1.25mol/L）氢氧化钠溶液碱化，滤取析出的（－）-葡辛胺，滤液以盐酸酸化，得（－）-萘普生，取其 5.0g（51.7mmol）置于 100ml 圆底瓶中，加氢氧化钾 3.0g（53.6mmol）、水 5.4ml，加热回流，于 120～127℃反应 3h，其间，每隔 1h 搅拌 1min，反应毕，加水 150ml，以盐酸酸化，析出固体，抽滤，滤饼用少量水洗涤，抽干，干燥，得消旋萘普生 4.9g，回收率 98%，m. p. 152～156℃，$[\alpha]_D = 0$。

4.（－）-葡辛胺的回收精制　由制备得到的（＋）-萘普生·（－）-葡辛胺盐母液[含（－）-萘普生·（－）-葡辛胺盐]，先经碱化，分出（－）-葡辛胺，将上述回收的（－）-葡辛胺加在一起，加水（1:20），搅拌下用盐酸调 pH 1～3，使（－）-葡辛胺完全溶解，加适量活性炭，抽滤，除去棕黄色杂质，滤液用碱调 pH>10，使白色沉淀充分析出，抽滤，滤饼用水洗涤至 pH 8～9，于 90℃烘干，得（－）-葡辛胺，称量，计算回收率（约 95% 左右），m. p. 124～126℃，$[\alpha]_D = 17.29$（DMSO）。

【注解和实验指导】

1. 实验数据表明，成盐反应中的溶剂用甲醇比乙醇好，主要表现在：以甲醇做溶剂，析出的是疏松的颗粒状固体，便于洗涤，而且所得的（＋）-萘普生·（－）-葡辛胺盐纯度好，其旋光度一般都能达到 $[\alpha]_D = 65°$ 以上；如以乙醇做溶剂，析出的是絮状沉淀，滤饼较硬，洗涤时乙醇用量相对较大，由于乙醇的价格比甲醇高，因此显得很不经济。但是，甲醇的毒性比乙醇大，操作时应予以注意。

2.（－）-萘普生无抗炎活性，为充分利用资源，可将其消旋后，再按上述方法拆分，得到右旋体。按此反复处理，使消旋体不断转成右旋体。

消旋的方法很多，包括用二甲基甲酰胺（DMF）、二甲基亚砜（DMSO）或乙酸酐做溶剂，而以在氢氧化钾或氢氧化钠水溶液中回流的方法最常用。实验数据表明，用氢氧化钾进行消旋，回收率可达 96%，所得产品的质量也好。

3. 从（＋）-萘普生·（－）-葡辛胺盐中回收的（－）-葡辛胺的质量一般比从（－）-萘普生·（－）-葡辛胺盐中的要好。

酸碱精制法是利用其与酸成盐，在碱中析出的原理。由于（－）-葡辛胺盐酸盐易溶于水，而所吸附的杂质在酸中不溶，故可通过抽滤除去。随后用碱调至碱性，使（－）-葡辛胺析出。

实验二十一 喹唑酮－4 的制备（微波辐射药物合成）

【实验目的】

1. 掌握微波加热原理。
2. 学习微波辐射药物合成的方法。
3. 了解微波加热和传统方式的区别。

【实验原理】

微波是频率范围 30 万 ~300 万兆赫的电磁波，利用微波辐射代替传统加热方式应用于有机合成，是 20 世纪 80 年代后兴起的一项有机合成的新技术，其优点是反应速度快，耗能低，操作方便，副产物少和产物易纯化，目前，对此技术的研究发展迅速，并显示出广阔前景。

微波加热是通过偶极分子旋转（主要原因）和离子传导两种机理来实现的，在微波辐射作用下，极性分子为响应磁场方向变化通过分子偶极以每秒数十亿次高速旋转，使分子间不断碰撞和摩擦而产生热，由于这种热效应是因极性分子接受辐射能，分子由相对静态瞬间转变为动态旋转产生，是从物质内部进行的，常称为内加热。这种内加热方式较传统的热传导和热对流的外加热方式更加迅速、灵敏，而且是空间辐射加热，体系受热更加均匀。

喹唑酮－4（也称喹唑啉－4－酮）是药物常咯啉合成的重要中间体，由邻氨基苯甲酸和甲酰胺经环缩合反应制得，按传统加热方式需回流反应 4h。在微波辐射作用下加热反应 10min，就能达到相当的效果。反应式如下：

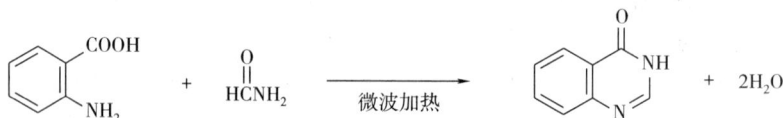

【仪器和试剂】

仪器：圆底烧瓶，球形冷凝管，恒温水浴锅，搅拌子，抽滤瓶，布氏漏斗，量筒，烧杯，玻璃棒，锥形瓶，微波反应器，熔点测定仪。

试剂：邻氨基苯甲酸，甲酰胺，甲醇。

【实验步骤】

在圆底烧瓶中，加 4.0g 邻氨基苯甲酸和 4.0ml 甲酰胺，然后把反应瓶置微波反应器中，控制功率 550W，微波辐射回流反应 10min，加水 24ml，搅拌均匀，静置冷却，过滤，用冰水冷却，过滤，滤饼用冷水洗涤，再用 50% 甲醇洗涤，干燥，得白色晶体，称量，计算产率。测熔点（文献值 212~214℃）。

【思考题】

1. 试推导喹唑酮－4 环缩合反应机制。
2. 为什么微波辐射反应的速度，大大快于传统加热的反应速度？

实验二十二　相转移反应——苦杏仁酸的合成

【实验目的】

1. 相转移催化反应的原理，相转移催化剂氯化乙基苄基铵（TEBA）的应用。
2. 掌握萃取的方法及操作。
3. 学习常压蒸馏的方法及操作。

【实验原理】

相转移催化（Phase transfer）法：通常在两个互不相溶的液相中，一相（一般是水相）内含有盐，发挥碱或亲核试剂的作用；另一相是有机相，其中溶解着有待与盐反应的有机物。因两相互不相溶，反应无法进行。若加入相转移催化剂（通常是季铵或季磷的卤化物或硫酸氢盐），其中含有亲脂性的阳离子，这种阳离子在水相和有机相中都有良好的溶解度，当它和含盐的水相接触时，便与盐溶液中过量的阴离子发生阴离子交换。

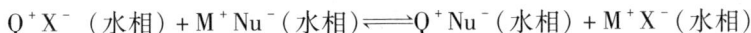

$$Q^+X^-（水相）+ M^+Nu^-（水相）\Longrightarrow Q^+Nu^-（水相）+ M^+X^-（水相）$$

Q^+为季铵离子；Q^+Nu^-为溶于水相的反应试剂；Nu^-为反应剂中的亲核基团。

起亲核试剂作用的阴离子与Q^+配对后，进入有机溶液。

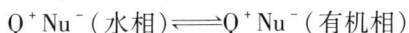

$$Q^+Nu^-（水相）\Longrightarrow Q^+Nu^-（有机相）$$

亲核试剂或碱（Nu^-）一旦进入非极性介质（有机溶剂）的溶液中，便发生取代或脱质化，同时生成产物，而Q^+与脱去基团生成离子对QX重新进入水相。

相转移催化循环式：

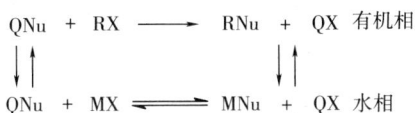

$$QNu + RX \longrightarrow RNu + QX \text{ 有机相}$$

$$QNu + MX \Longleftrightarrow MNu + QX \text{ 水相}$$

相转移反应的优点是条件温和、操作简单、产率高、速率快、选择性好。

苦杏仁酸的化学名内 α-羟基苯乙酸，又名扁桃酸，是尿中杀菌剂，用于消毒；也是常用试剂，用于有机合成。本反应相转移催化剂采用氯化乙基苄基铵（TEBA），反应式如下：

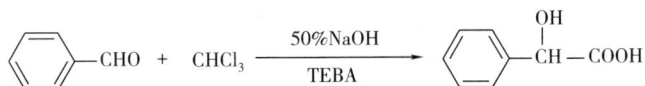

【仪器和试剂】

仪器：圆底烧瓶，球形冷凝管，恒温水浴锅，搅拌子，滴液漏斗，温度计，分液漏斗，量筒，烧杯，玻璃棒，熔点测定仪。

试剂：苯甲醛，三氯甲烷，氯化乙基苄基铵（TEBA），50% NaOH，乙醚，硫酸，无水硫酸钠。

【实验步骤】

在装有搅拌器、滴液漏斗、温度计和球形冷凝管的三颈漏斗中，加入10.6g苯甲醛，1.3g

氯化乙基苄基铵（TEBA）和 20ml 三氯甲烷，开始搅拌并缓慢加热，当温度上升至 55℃时，开始自滴液漏斗中滴加 80ml 50% NaOH 溶液，滴加过程中保持反应温度在 60 ~ 65℃，约 20min 内滴完，在此温度下继续搅拌 1h。

当反应混合物冷至室温后，停止搅拌，倒入 200ml 水中，用乙醚萃取两次，每次用 20ml，除掉未反应的三氯甲烷等有机物。此时，水层为亮黄色透明状，水层用 50% 硫酸酸化至 pH 1~2，再用乙醚萃取 4 次，每次用 20ml，合并此 4 次乙醚萃取液，用无水硫酸钠干燥。在常压下将乙醚蒸去，得粗产物。称量并计算产率，此粗产物可按 1g : 1.5ml 甲苯的比例进行重结晶，得纯产物，称量，计算产率，测定熔点。

【注解和实验指导】

1. 使用乙醚时注意防火。
2. 苯甲醛若放置过久，使用前应先作纯化处理。
3. 严格控制氢氧化钠的滴加速度和反应温度。

【思考题】

1. 请写出反应的机理
2. 在反应完毕后，用乙醚萃取反应混合物六次，前两次和后四次作用分别是什么？
3. 是否可用无水氯化钙代替无水硫酸钠进行干燥？

实验二十三　阿昔洛韦的合成

【实验目的】

1. 掌握酰化、缩合、氨解和硅烷化的反应原理和操作过程。

2. 查阅文献，由学生选择合理合成路线，选择不同实验方案，设计该药的具体合成工艺过程；运用已经掌握的药物合成技术进行本品的合成并得到最终产物。

3. 掌握化合物结构确证的常用方法，对中间体及最终产物进行红外光谱、紫外光谱、核磁共振氢谱、碳谱的测定并对这些图谱进行解析以确证本品的结构。

4. 通过该药工艺过程设计与药物合成，锻炼独立分析问题、解决问题的能力，了解药物化学中药物设计与合成的全过程。

【实验原理】

阿昔洛韦为白色粉末，熔点为265～266℃。化学名：9－（2－羟乙氧甲基）鸟嘌呤，化学结构式如下：

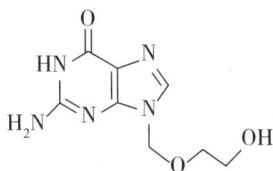

阿昔洛韦为一种合成的嘌呤核苷类似物。主要用于单纯疱疹病毒所致的各种感染，可用于初发或复发性皮肤、黏膜，外生殖器感染及免疫缺陷者发生的 HSV 感染。为治疗 HSV 脑炎的首选药物，减少发病率及降低死亡率均优于阿糖腺苷。还可用于带状疱疹，EB 病毒，及免疫缺陷者并发水痘等感染。局部仅用于皮肤，阿昔洛韦的皮肤吸收较少。

阿昔洛韦合成方法报道很多，其中从鸟嘌呤出发的路线为好，这是由于鸟嘌呤可利用相应药物生产中分解得到的副产物或经发酵所得的5′－鸟苷酸（5′－GMP）的水解或化学合成而方便地获得。以鸟嘌呤为原料制备阿昔洛韦常见的有三种方法。

1. 经酰化、缩合和氨解制备。

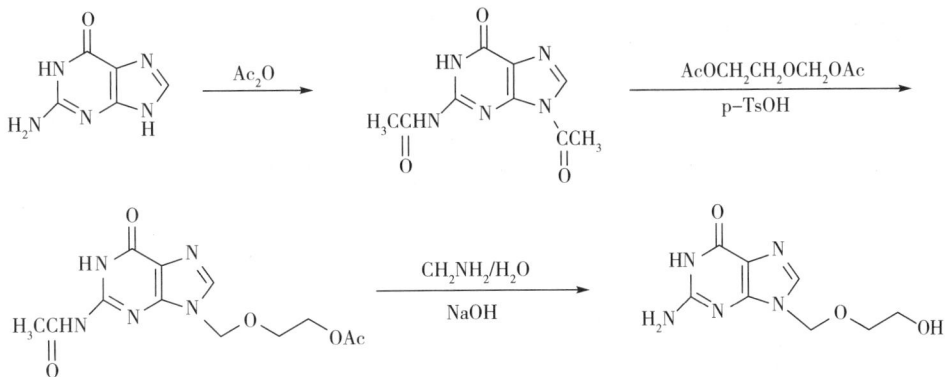

2. 经六甲基二硅胺烷硅烷化、缩合和氨解制备。

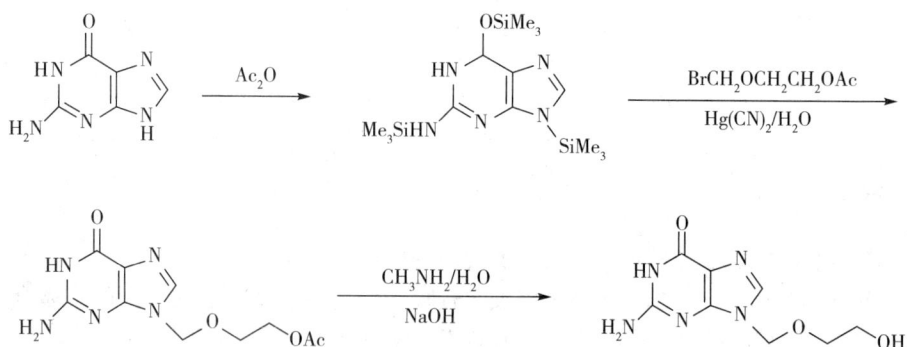

3. 在相应的碱存在下，与3－氧杂－4－氯－丁醇苯甲酸酯试剂或和氯甲基氯乙基醚反应可一步制备。

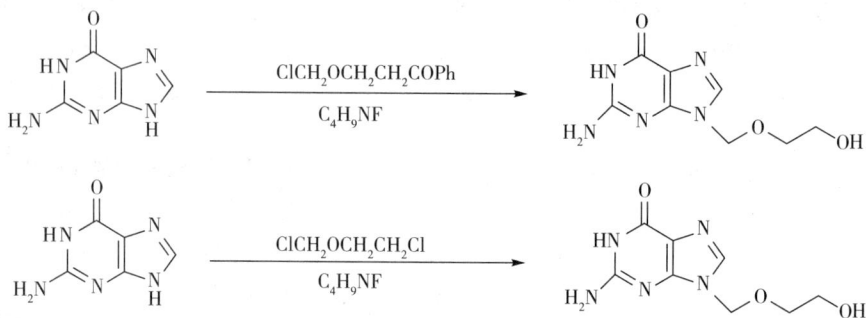

【仪器和试剂】

仪器：回流装置，减压蒸馏装置，过滤装置等。

试剂：鸟嘌呤，$(NH_4)_2SO_4$，六甲基二硅胺烷，苯，$Hg(CN)_2$，$AcOCH_2CH_2OCH_2Br$，CH_3NH_2，$ClCH_2OCH_2CH_2OCOPh$，$ClCH_2OCH_2CH_2Cl$，C_4H_9NF，二氯甲烷，甲醇等；

【实验步骤】

线路一是以鸟嘌呤为原料，经酰化、缩合和氨解制备阿昔洛韦，该线路原料易得、工艺条件简单、收率高，是设计实验的工艺理想路线。

对重要中间体和最终目标产物可利用红外光谱、紫外光谱、核磁共振氢谱、碳谱等分析验证。通过对实验结果的讨论分析，对反应可能的机理做初步的探讨。

实验二十四　唑尼沙胺的合成

【实验目的】

1. 掌握溴代、脱羧、取代、磺酰化和环合的反应原理和操作过程。

2. 查阅文献，由学生自行选择合成路线，选择不同实验方案，设计该药的具体合成工艺过程；运用已经掌握的药物合成技术进行本品的合成并得到最终产物。

3. 掌握化合物结构确证的常用方法，对中间体及最终产物进行红外光谱、紫外光谱、核磁共振氢谱、碳谱的测定并对这些图谱进行解析以确证本品的结构。

4. 通过该药工艺过程设计与药物合成，锻炼独立分析问题、解决问题的能力，了解药物化学中药物设计与合成的全过程。

【实验原理】

唑尼沙胺的化学名为 1,2 - 苯并异噁唑 - 3 - 甲烷磺酰胺，化学结构式为：

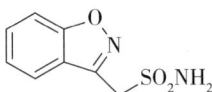

唑尼沙胺是大日本制药公司研制开发的新型广谱抗癫痫药物，1989 年在日本首次获准上市，临床用于癫痫大发作，小发作，局限性发作、癫痫持续性状态及精神运动性发作的治疗，副作用小。对电休克或戊四唑诱发的癫痫模型的强直性惊厥有抑制作用，其作用类似于苯妥英及卡马西平，且持续时间长，对癫痫病灶的异常放电有抑制作用。由于结构中有磺酰氨基，故对碳酸酐酶有抑制作用。

唑尼沙胺合成方法主要有以下三种。

（1）4 - 羟基香豆素与盐酸羟胺反应制得 1,2 - 苯并异噁唑 - 3 - 乙酸；经溴代、脱羧、与亚硫酸钠取代合成 1,2 - 苯并异噁唑 - 3 - 甲烷磺酸钠；再与三氯氧磷反应生成 1,2 - 苯并异噁唑 - 3 - 甲烷磺酰氯；然后与氨水进行磺酰化反应合成唑尼沙胺。

（2）1,2 - 苯并异噁唑 - 3 - 乙酸直接与氯磺酸进行磺化反应合成 1,2 - 苯并异噁唑 - 3 - 甲烷磺酸钠，再用与（1）相似的方法合成唑尼沙胺。

（3）以邻羟基苯乙酮为起始原料，经溴化亚铜溴代、环合得 3 - 溴甲基 - 1,2 - 苯并异噁唑，再用与（1）相似的方法合成唑尼沙胺。

比较而言，方法 1 尽管合成路线较长，但操作简便、收率较高；方法 2 合成路线短，但需使用 1,2 - 二氯乙烷等有机溶剂；方法 3 需用较贵的溴化亚铜。

【仪器和试剂】

仪器：回流装置，减压蒸馏装置，水蒸气蒸馏装置，过滤装置等。

试剂：亚硫酸钠、4 - 羟基香豆素、三氯氧磷、邻羟基苯乙酮、盐酸羟胺、氨水、氯磺酸等。

【主要中间体及产物的性质】

1,2 – 苯并异噁唑 – 3 – 乙酸为白色固体，熔点为 120 ~ 125℃。1,2 – 苯并异噁唑 – 3 – 甲烷磺酸钠为白色固体。1,2 – 苯并异噁唑 – 3 – 甲烷磺酰氯为黄白色固体。3 – 溴甲基 – 1,2 – 苯并异噁唑为白色结晶，熔点为 64 ~ 66℃。唑尼沙胺为白色结晶，熔点为 160 ~ 163℃。

实验二十五 盐酸索他洛尔的合成

【实验目的】

1. 学习掌握酰化反应、傅克反应、缩合反应、氢化还原反应原理和具体操作过程。

2. 查阅文献，由学生自行选择合成路线，选择不同实验方案，设计该药的具体合成工艺过程；运用已经掌握的药物合成技术进行本品的合成并得到最终产物。

3. 掌握化合物结构确证的常用方法，对中间体及最终产物进行红外光谱、紫外光谱、核磁共振氢谱、碳谱的测定并对这些图谱进行解析以确证本品的结构。

4. 通过该药工艺过程设计与药物合成，锻炼独立分析问题、解决问题的能力，了解药物化学中药物设计与合成的全过程。

【实验原理】

盐酸索他洛尔的化学名为：N-[4-[1-羟基-2-[(1-甲基)乙氨基]乙基]苯基]甲磺酰胺盐酸盐，俗称甲磺胺心安、心得怡、施太可，化学结构式如下：

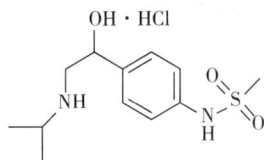

盐酸索他洛尔广泛用于治疗室性和室上性心律失常、高血压、心绞痛和心肌梗死，尤其适用于各种危及生命的室性快速型心律失常。

盐酸索他洛尔是唯一兼有 β-受体阻滞作用和延长动作电位时程的抗心律失常药物，是治疗室性及室上性心律失常的有效药物，对持续性室速、室颤、复杂性室性早搏皆有效，而且耐受性好，该药也可有效治疗各种儿童心律不齐。

本品吸收迅速，与传统的抗心律失常药物相比，能有效地抑制多种室性及室上性心律失常，对心脏的抑制作用很小，长期服用对心脏功能无不利影响，具有生物利用度高，半衰期长的优点。

盐酸索他洛尔常见的合成线路是以苯胺为原料，与甲基磺酰氯进行酰化反应，再与溴乙酰溴进行付克酰基化反应，接着与异丙胺进行亲核取代反应，再成盐、钯碳还原制得。

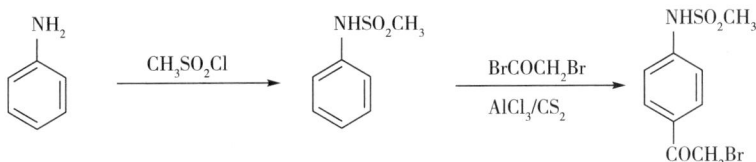

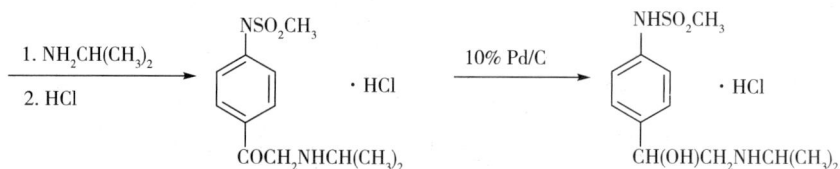

$$\xrightarrow[\text{2. HCl}]{\text{1. NH}_2\text{CH(CH}_3)_2}$$

【结构式：对位 NSO₂CH₃ 和 COCH₂NHCH(CH₃)₂ 的苯环 · HCl】

$$\xrightarrow{\text{10\% Pd/C}}$$

【结构式：对位 NHSO₂CH₃ 和 CH(OH)CH₂NHCH(CH₃)₂ 的苯环 · HCl】

【仪器和试剂】

仪器：磁力搅拌器、回流装置、氢化装置、过滤装置等。

试剂：苯胺、甲磺酰氯、溴乙酰溴、异丙胺、钯碳等。

【主要中间体及产物的性质】

甲磺酰苯胺为白色粉末状结晶，熔点为 99～101℃。4－溴乙酰甲磺酰苯胺为浅黄色结晶，熔点为 190～192℃。4－（1－异丙氨基乙酰基）甲磺酰苯胺盐酸盐为白色结晶，熔点为 222～226℃（分解）。盐酸索他洛尔为白色结晶，熔点为 206～208℃（分解）。

【注解和实验指导】

1. 第一步苯胺与甲基磺酰氯的反应，可用吡啶或者三乙胺作为路易斯碱，吡啶如过量会影响产品甲磺酰苯胺的色泽。

2. 第三步与异丙胺的亲核取代反应，反应速度较快，可在冰水或冰盐浴（－5℃）中进行。

第五部分 药物中间体的合成

药物中间体，一般而言是指那些专门用来生产药品的关键原料，如用来生产头孢菌素的关键中间体 6 - APA（6 - 氨基青霉烷酸）、7 - ACA（7 - 氨基头孢烷酸）、7 - ADCA（7 - 氨基去乙酰氧基头孢烷酸），各种头孢菌素侧链，以及用于喹诺酮类药品生产的哌嗪及其衍生物等，而不包括那些用于药物生产的基本化工原料，如乙醇、乙酸等。

杂环化合物是最常用的医药中间体，由于含 N、S、O 甚至 P 元素的杂环化合物所具有的独特生化特性使其特别适用于修饰和改变具有生化活性的前体化合物，以提高其各项性能。例如常见的喹诺酮类和青霉素类的侧链绝大部分都是杂环化合物，如哌嗪及其衍生物、四氮唑乙酸、N - 乙基 - 2,3 - 二氧哌嗪甲酰氯等。

杂环类药物中间体主要有哌嗪类、吡啶类、吡嗪类、吗啉类、咪唑类等。下面简要介绍一些有代表性的药物中间体的合成方法。

一、哌嗪及其衍生物

1. 乙基 - 2,3 - 哌嗪二酮 乙基 - 2,3 - 哌嗪二酮的合成方法很多，目前常见以 N - 乙基乙二胺和草酸二乙酯为原料合成，反应方程式如下：

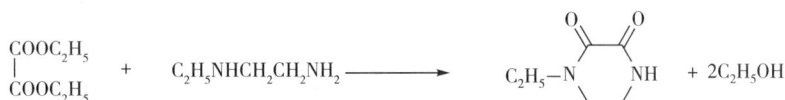

$$\begin{array}{c} COOC_2H_5 \\ | \\ COOC_2H_5 \end{array} + C_2H_5NHCH_2CH_2NH_2 \longrightarrow C_2H_5-N \underset{}{\overset{O\quad O}{\bigcirc}} NH + 2C_2H_5OH$$

此路线以乙醇为溶剂。操作过程如下：在 15℃ 下向草酸二乙酯中滴加 N - 乙基乙二胺，N - 乙基乙二胺与草酸二乙酯的摩尔比为 1：1.02。滴加完毕后升温至 50℃，保温 1h，继续升温至 140℃ 蒸出乙醇。向残留物中加入乙酸乙酯，分离析出的结晶，得到的白色晶体。经乙醇处理再结晶后得到熔点为 124℃ 的棱状白色晶体，收率为 85%。

产物为棱状白色晶体，熔点 124℃（乙醇中结晶），能溶于水等极性溶剂。本品是合成哌拉西林等青霉素药物的重要中间体。

2. 吡嗪 - 2,3 - 二羧酸 由苯并二嗪经高锰酸钾氧化而得，其反应式如下：

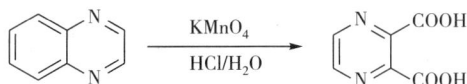

$$\underset{N}{\overset{N}{\bigcirc\!\!\bigcirc}} \xrightarrow[HCl/H_2O]{KMnO_4} \underset{N}{\overset{N}{\bigcirc}}\begin{array}{c}COOH\\COOH\end{array}$$

先将水及苯并二嗪投入反应瓶中，于搅拌下均匀加入高锰酸钾，温度保持在 68～70℃ 反应 2h，TLC 检测终点。放置过夜或离心，吸取上层清液，加水搅拌，加热至 80℃ 过滤，将滤液用薄膜蒸发器浓缩，然后取出用盐酸中和至 pH 2，析出吡嗪二酸或钾盐，冷却至 25℃ 过滤。

将吡嗪二酸或钾盐加入等体积盐酸中，搅拌升温至全溶，于15℃以下冷却结晶，抽滤，用少许乙醇洗涤，即得成品。以苯并二嗪计，收率70%。

吡嗪-2,3-二羧酸为柱状结晶（含2分子结晶水），在100℃失去结晶水，183～185℃分解放出二氧化碳。易溶于水，溶于甲醇、丙酮、乙酸乙酯，微溶于醇、醚、三氯甲烷、苯和石油醚。本品是一种医药中间体，用于抗结核病药物吡嗪酰胺的合成。

二、吡啶及其衍生物

1. 2-氨基吡啶　由吡啶经氨化而得，其反应式如下：

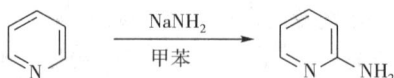

$$\text{（吡啶）} \xrightarrow[\text{甲苯}]{\text{NaNH}_2} \text{（2-氨基吡啶）}$$

向反应器中加入新制的氨基钠及甲苯，加热至110℃微沸，于搅拌下滴加吡啶，冷却控制反应温度，待反应缓慢后，继续加热搅拌回流3h；冷却至40℃加水分解，至反应物全部溶解时，趁热分去下层碱液，油层蒸去甲苯后，减压蒸馏，收集104～106℃（2.7kPa）产品。冷却固化，得白色结晶，即为2-氨基吡啶，收率60%～63%。

2-氨基吡啶为无色叶片状或大颗粒晶体，味苦，有麻醉作用，能升华。熔点57～58℃，沸点204℃，104～106℃（2.7kPa），闪点92℃。溶于水、醇、醚、苯及热石油醚。本品有毒，用于有机合成，医药工业用于生产治疗溃疡性结肠炎药物柳氮磺胺吡啶，以及抗过敏药抗敏胺（去敏灵）等。

2. 3-氨基吡啶　以烟酸酰胺为原料制得，其反应式如下：

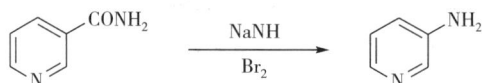

$$\text{（3-CONH}_2\text{-吡啶）} \xrightarrow[\text{Br}_2]{\text{NaNH}} \text{（3-NH}_2\text{-吡啶）}$$

向反应器中加入一定量的氢氧化钠、水，搅拌，再加入一定量的溴素。于0℃下迅速加入烟酰胺，15min后溶液变清亮后，冰浴改为水浴。在70～75℃继续搅拌45min，将溶液冷至室温，加入氢氧化钠饱和溶液。然后在连续提取器内，用乙醚提取15～20h。提取液用少量固体颗粒氢氧化钠干燥，过滤。滤液在蒸汽浴上除去乙醚后，冷却剩余物，得暗红色结晶，产率85%～89%，熔点61～65℃。再将粗品溶于苯和石油醚的混合液中，加入活性炭和亚硫酸氢钠，加热20min，过滤，滤液放置过夜，滤出结晶，用石油醚洗涤得产品，产率61%～65%。

3-氨基吡啶为白色至淡黄色结晶。熔点64℃，沸点250～252℃。溶于水、乙醇、苯、乙醚，不溶于石油醚。本品在医药方面用作生产胃溃疡和十二指肠溃疡药的中间体，在农药方面用作杀菌剂丁硫啶的原料。

三、咪唑类及其衍生物

1. 2-甲基-5-硝基咪唑　由2-甲基咪唑经硝化而得，其反应式为：

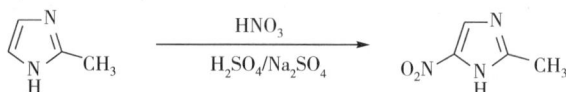

$$\text{（2-甲基咪唑）} \xrightarrow[\text{H}_2\text{SO}_4/\text{Na}_2\text{SO}_4]{\text{HNO}_3} \text{（2-甲基-5-硝基咪唑）}$$

将硫酸、2 – 甲基咪唑、硫酸钠先后投入反应锅中，搅拌加热，于 150～160℃ 滴加硝酸，加毕，继续反应 1h。降温至 140℃ 以下，加水后用氨水调节 pH 至 3.5～4，析出晶体。过滤，水洗至中性，烘干，得 2 – 甲基 – 5 – 硝基咪唑。

2 – 甲基 – 5 – 硝基咪唑为结晶体，熔点 252～254℃（255℃）。本品用于有机合成。

2. 苯并咪唑 由邻苯二胺与甲酸经环合而得，其反应式如下：

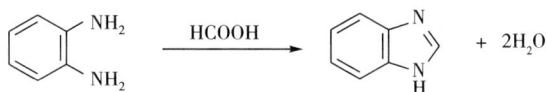

将邻苯二胺与甲酸的混合物在水浴上加热 2h，冷却，用 10% 氢氧化钠溶液调节 pH = 10，将析出的固体滤出，用冷水洗涤得粗品，收率 90%。粗品加水微沸，加活性炭脱色，趁热过滤，滤液冷却至室温，再过滤，冷水洗涤，在 100℃ 干燥，得苯并咪唑成品。

苯并咪唑为白色斜方及单斜结晶。熔点 170.5℃，沸点 > 360℃。溶于热水、醇、沸二甲苯、酸及强碱水溶液，微溶于冷水及醚，几乎不溶于苯及石油醚。有较好的化学稳定性。本品有毒，遇高温分解出有毒气体，用于合成医药，也用作测定钴的试剂。

四、其他类

1. 2,5 – 二氢 – 6 – 羟基 – 2 – 甲基 – 5 – 氧 – 3 – 巯基 – 1,2,4 – 三嗪
制备路线如下：

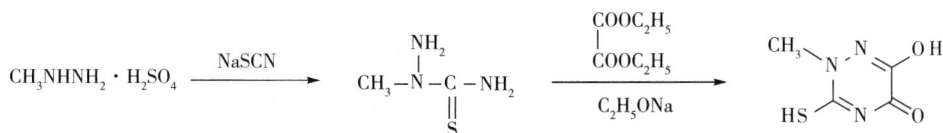

（1）甲基氨基硫脲的制备 在反应瓶中，加入甲基肼硫酸盐 72g（0.5mol）、水 100ml，搅拌溶解后，加入 50% 氢氧化钠中和至溴酚蓝变色。加入硫氰化钠 40.5g（0.50mol），减压浓缩至糖浆状，用沸腾的 95% 乙醇提取 600ml × 3，合并乙醇提取液，减压回收溶剂后，剩余物加热至 150℃，搅拌 0.5h。反应完毕，冷却，加入冰水 100ml，析出固体，过滤，干燥得甲基氨基硫脲 37.5g。滤液减压浓缩至干，剩余物加热至 150℃，搅拌 0.5h，加入水 50ml，析出固体，过滤干燥，得甲基氨基硫脲 1.1g，共计得 38.6g，收率 73.5%。用水重结晶，得 37.2g，收率 70.9%，熔点 166～167.5℃。

（2）2,5 – 二氢 – 6 – 羟基 – 2 – 甲基 – 5 – 氧 – 3 – 巯基 – 1,2,4 – 三嗪的制备 在干燥的反应瓶中，加入金属钠 2.3g（0.1mol）、无水乙醇 50ml，反应毕，加入上步产品甲基氨基硫脲 5.25g（0.05mol），搅拌下缓慢滴加草酸二乙酯 6.76ml（0.05mol），10～15min，滴加完毕，加热搅拌回流 3～4h。反应完毕，冷却后，加入水 100ml，于冰浴冷却下，用 4 mol/L 盐酸调至 pH 2，用乙酸乙酯 100ml × 3 提取，合并有机层，用饱和氯化钠水溶液洗涤，无水硫酸钠干燥。过滤，滤液于旋转蒸发仪上抽干，得 4.45g 产品，收率 56%。

本品为白色晶体，可用于生产头孢曲松的侧链，头孢曲松是第三代头孢类抗生素中的长效品种。

2. 5 – 巯基四唑乙酸 本品是以异硫氰基乙酸乙酯为原料，经环合、水解制备得到。反应原理如下：

环合：

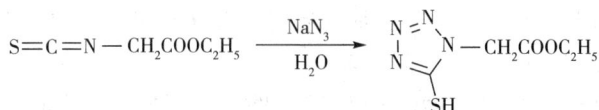

水解：

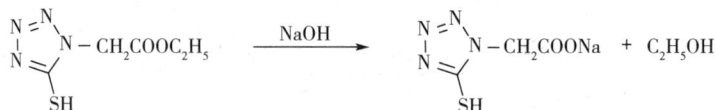

酸化：

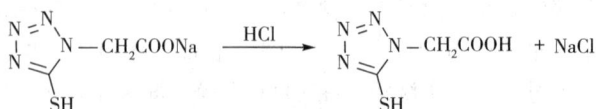

（1）环合　先在反应瓶内加入水和叠氮化钠，再通入氮气鼓泡赶氧，然后升温至60℃，接着在氮气保护下滴加异硫氰基乙酸乙酯，约加30ml。加毕，升温至70℃，并在70～75℃下搅拌反应2～3h。环合反应结束后，将料液冷却至35℃左右。

（2）水解　将上步环合产物继续冷却至5℃以下，然后在搅拌下滴加50%的液碱，调节料液pH值至12左右，再慢慢升温至75℃，并在（70±5）℃下搅拌反应至终点（测试5-巯基四唑乙酸乙酯点消失）。然后稍冷却，加适量活性炭脱色，并过滤，再将滤液冷却至40～50℃。

（3）酸化　搅拌条件下将料液冷却至5℃，再滴加盐酸酸化至pH 2左右，然后真空过滤，滤液用乙酸乙酯分4次萃取。接着合并萃取相，旋转蒸发仪上蒸除乙酸乙酯。余下的残留物呈油状，先加三氯甲烷搅拌，再过滤。所得的滤饼用少量三氯甲烷淋洗后，抽干，真空干燥，得产品。含量大于97%，收率大于70%。

5-巯基四唑乙酸为白色的结晶。易溶于乙酸乙酯、水，不溶于三氯甲烷。主要用于合成头孢雷特等。

3. 氨噻肟酸　本品是以乙酰乙酸乙酯为起始原料，经肟化，甲基化，氯化（或溴化），环合和水解制得。

（1）肟化　由乙酰乙酸乙酯与亚硝酸钠和硫酸作用制得2-羟肟乙酰乙酸乙酯，其反应式如下：

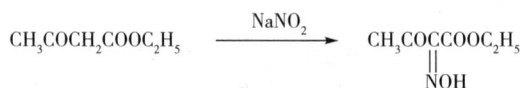

向乙酰乙酸乙酯70g中加入亚硝酸钠50g，水250ml，溶解并混合均匀，于5～8℃和搅拌下滴加稀硫酸（29ml硫酸与260ml水的混合液），加完后再搅拌2h，反应结束。反应液用乙酸乙酯萃取，酯层用水洗后，再以碳酸钠溶液提取三次，合并提取液，得粗产品供下步使用。

（2）甲基化　2-羟肟乙酰乙酸乙酯与硫酸二甲酯反应制得2-甲氧亚胺乙酰乙酸乙酯，其反应式如下：

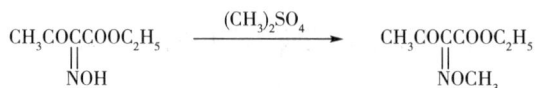

2-羟肟乙酰乙酸乙酯粗产品中加入甲醇260ml，于室温下滴加硫酸二甲酯100ml，加完后再反应1.5h，反应液用乙酸乙酯萃取，水洗，无水硫酸镁干燥，并蒸去溶剂，得2-甲氧亚胺乙酰乙酸乙酯。

（3）氯化或溴化　2-甲氧亚胺乙酰乙酸乙酯用溴进行溴化或用硫酰氯进行氯化；得4-氯（或溴）-2-甲氧亚胺乙酰乙酸乙酯，其反应式如下：

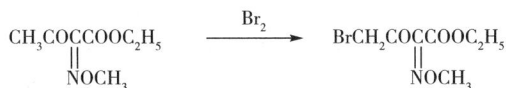

$$CH_3COCCOOC_2H_5 \quad \xrightarrow{Br_2} \quad BrCH_2COCCOOC_2H_5$$
$$\underset{NOCH_3}{\|} \qquad\qquad\qquad \underset{NOCH_3}{\|}$$

溴化：将第二步中制得的粗品溶于二氯甲烷中，在40℃下滴加78g溴的二氯甲烷溶液，滴加完毕回流1h，倾入冰水中，分出有机层，用水洗涤，用无水硫酸镁干燥，蒸去溶剂而得产品。

氯化：将449g（2.59mol）2-甲氧亚胺乙酰乙酸乙酯，270ml二氯甲烷和72ml二甲基甲酰胺加入2L的三颈瓶中，在室温下，将494g硫酰氯滴加到反应液中，升温至35℃。加料完毕，再搅拌10h，反应结束。慢慢加入300ml蒸馏水，静置分层。取出有机相，在减压下蒸出二氯甲烷，得到2-甲氧亚胺-4-氯乙酰乙酸乙酯，产率为83.7%。产品中含原料1.5%，二氯化物12%。

（4）环合　由4-氯（或溴）-2-甲氧亚胺乙酰乙酸乙酯与硫脲反应制得，其反应式如下：

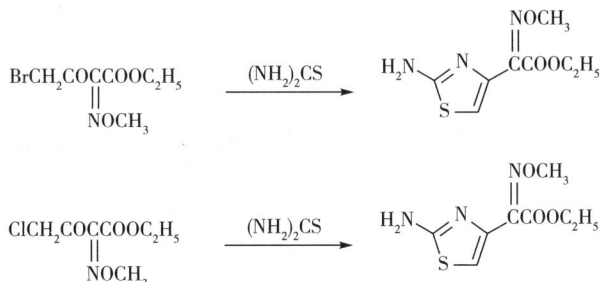

$$BrCH_2COCCOOC_2H_5 \quad \xrightarrow{(NH_2)_2CS} \quad$$

$$ClCH_2COCCOOC_2H_5 \quad \xrightarrow{(NH_2)_2CS} \quad$$

制备实例1（溴化物环合）：取27.2g硫脲，加入100ml乙醇和100ml水，搅拌溶解，在室温下慢慢滴加4-溴-2-甲氧亚胺乙酰乙酸乙酯的乙醇溶液，滴加完毕搅拌2h，用碳酸钠调节pH值至5，析出沉淀，经抽滤，洗涤，干燥，得淡黄色结晶产品2-（2-氨基-4-噻唑基）-2-甲氧亚胺乙酸乙酯，熔点162~164℃。以上4步总收率45.2%~49.95%。

制备实例2（氯化物环合）：向硫脲18.4g，醋酸钠19.8g，甲醇250ml和水250ml所组成的溶液中，在室温经3min搅拌下，加入4-氯-2-甲氧亚胺乙酰乙酸乙酯50g，并在40~45℃下搅拌35min。将反应液冷却后，用碳酸钠饱和溶液调pH 6.3。在该温度下搅拌30min后，过滤析出物，将其先用200ml水洗涤，然后用异丙醚100ml洗涤，干燥，得到37.8g 2-（2-氨基-4-噻唑基）-2-甲氧亚胺乙酸乙酯。

（5）水解　2-（2-氨基-4-噻唑基）-2-甲氧亚胺乙酸乙酯用氢氧化钠进行皂化；再用醋酸中和得到最终产品氨噻肟酸。其反应式如下：

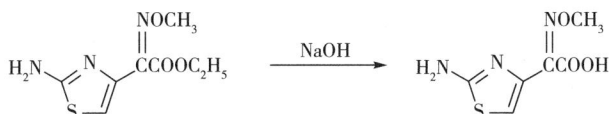

制备实例 1：将 2 –（2 – 氨基 – 4 – 噻唑基）– 2 – 甲氧亚胺乙酸乙酯 2.2g 悬浮于 12ml 1mol/L 氢氧化钠水溶液中，加入甲醇 10ml，然后在室温下搅拌 15min。反应液用 10% 盐酸调 pH 值为 7.0，然后减压蒸出甲醇。残留水溶液用乙酸乙酯洗涤，用 10% 盐酸调 pH 值为 2.8，然后在冰冷下搅拌，析出结晶。过滤出结晶，用丙酮洗涤后，用乙醇重结晶，得到无色针状晶体氨噻肟酸 1.1g。

制备实例 2：21.5g 2 –（2 – 氨基 – 4 – 噻唑基）– 2 – 甲氧亚胺乙酸乙酯的 200ml 乙醇溶液，与 55ml 2mol/L 的氢氧化钠水溶液混合，在 45℃ 水浴上搅拌 45min，再置于冰水中，用醋酸调节 pH 6，析出沉淀，真空抽滤，先用乙醇与水（1∶1）的混合液冲洗，再乙醚冲洗，干燥，得最终产品 16.9g。过程总收率可达 40% ～ 50%。

使用氨噻肟酸的头孢类药物有头孢噻肟钠、头孢曲松（头孢三嗪）、头孢他美（酯）、头孢地嗪、头孢泊肟、头孢氨噻醚酯、头孢吡肟、头孢唑南、头孢特仑、哒嗪头孢菌素、头孢匹罗等。

4. 5 – 甲基 – 3 – 苯基 – 4 – 异噁唑酸　本品由苯甲氯肟与乙酰乙酸乙酯环合后水解而得。其反应式如下：

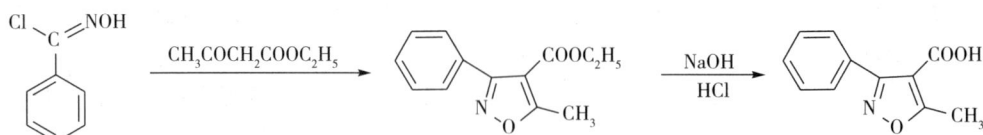

将乙酰乙酸乙酯与苯甲氯肟乙醇溶液搅拌混合，冷却至 0℃，加氢氧化钠溶液调 pH 7 ～ 8，因反应放热，需冷却保持在 10℃ 左右。再继续调 pH 9 ～ 9.5，在 10℃ 左右反应 4h。再加氢氧化钠溶液，升温蒸出乙醇直至 110℃；冷却，加水，搅拌回流 3h，用盐酸酸化至 pH 6，除去油层后加活性炭脱色，过滤，滤液用盐酸调至 pH 3.8；过滤，滤饼洗至中性，真空干燥，而成品。

5. N – 氨基吗啉　由二氯二乙醚与水合肼环合而得，其反应式如下：

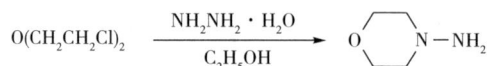

将二氯二乙醚、水合肼及乙醇加入反应瓶内，搅拌下缓慢升温，回流 2h；在保持回流的同时，于 2h 内分批加入氢氧化钠；然后冷却至 10℃，过滤，弃去滤渣；滤液在常压下回收乙醇至回收量为投料量的 90%。再将反应液冷却至 40 ～ 50℃，加入氢氧化钠；搅拌至氢氧化钠溶解后，继续搅拌 30min。然后冷却至 10 ～ 15℃，减压抽滤，滤渣弃去；将滤液用甲苯提取 2 次后，用旋转蒸发仪蒸除甲苯，收集 70 ～ 80℃（6.67kPa）馏分，含氮量在 20% 以上为正沸物，即 4 – 氨基吗啉成品。

N – 氨基吗啉沸点 168℃，相对密度 1.059，折射率 1.4772，闪点 58℃。本品是一种医药中间体，用于生产吗多明药物等。

第六部分　药物合成中常用试剂和溶剂的纯化及使用

一、药物合成中常用试剂的纯化及使用

药物化学实验经常用到大量的试剂，包括无机试剂和有机试剂，市售的试剂有分析纯（A. R）、化学纯（C. P）、工业级（T. P）等级别，其中分析纯的纯度较高，工业级则带有较多的杂质。在某些有机反应中，对试剂或溶剂的要求较高，即使微量的杂质或水分的存在，也会对反应的速率、产率和产品纯度带来一定的影响，因此掌握一些常用试剂的纯化方法是十分必要的。

在实际工作中还会经常遇到无法买到某种试剂或买不到高纯度试剂的情况，影响实验工作正常进行，因此，了解一些常用试剂的制备方法也是十分重要的。在这部分中给出了常用有机和无机试剂的制备与纯化方法，希望能给实验工作带来一些方便。

1. 氨气　商品的氨气一般用钢瓶盛装，使用时通过减压装置可以得到气态的氨。气体的流速可由计泡计来控制，其中计泡计中含有少量浓氢氧化钾溶液（12g 氢氧化钾溶于 12ml 水）。在计泡计和反应器之间应加一安全瓶。通过装有疏松的碱石灰或块状氧化钙的干燥塔干燥。

如果需要少量的氨可以用如下方法制备：在上端装有回流冷凝管的圆底烧瓶中加入浓氨水，缓慢加热，气体通过装有疏松的碱石灰或块状氧化钙的干燥塔干燥，然后通过安全瓶引入反应瓶。

2. 钯催化剂　钯催化剂是非常有效的加氢催化剂，价格比较贵。实验室可由氯化钯制备钯催化剂。

（1）Pd – C（5% Pd）的制备　将 1.7g 氯化钯和 1.7ml 浓盐酸加入到 20ml 水中，水浴加热 2h 溶解完全，然后将它加入到用 200ml 水溶解了 30g 乙酸钠的溶液中，盛放在 500ml 的烧瓶中。加 20g 酸洗过的活性炭，在氢气气氛中氢化直到反应结束。过滤收集催化剂，用 5 份 100ml 的水洗涤，吸滤抽干。在室温下用氢氧化钾干燥或在真空干燥器中用无水氯化钙干燥。将催化剂碾成粉末，贮存在塞紧塞子的试剂瓶中。

（2）Pd – C（30% Pd）的制备　将 8.25g 氯化钯和 5ml 浓盐酸加入到 50ml 水中。冰浴冷却下，加入 50ml 40% 的乙醛溶液，再加入 11g 酸洗过的活性炭。机械搅拌下加入 50g 氢氧化钾溶于 50ml 水的溶液，保持温度低于 50℃。加完后将温度升到 60℃，保持 15min，用水彻底清洗催化剂后，再将水倒出；用乙酸洗涤，吸滤，再用水洗至无 Cl⁻ 和 OH⁻ 离子。在 100℃ 干燥，储存在干燥器中。

（3）钯黑的制备　5g 氯化钯溶于 30ml 浓盐酸后用 80ml 水稀释，冰盐浴冷却下加入 35ml

40%的乙醛溶液。将35g氢氧化钾溶于35ml水中,强力搅拌下,在30min内将其加入混合物中。加热到60℃,保持30min后将水倾出并用水洗涤沉淀6次,过滤到坩埚上,用1L水洗涤,吸干,转入干燥器中干燥,产量为3.1g。

(4) Pd-BaSO₄（5% Pd）的制备　在2L烧杯中加入63.1g氢氧化钡溶于600ml水的热溶液（t=80℃）,在快速搅拌下一次加入60ml 3mol/L硫酸。再加入3mol/L硫酸使悬浮物对石蕊显酸性。将4.1g氯化钯溶于10ml浓盐酸后用20ml水稀释,在机械搅拌下加入硫酸钡溶液,然后再加入4ml 40%的乙醛溶液。用30%的氢氧化钠溶液调至弱碱性,继续搅拌5min,静置。倾出上层清液,用水洗,再静置,重复8~10次。过滤,用5份25ml的水洗涤,尽量抽干,80℃干燥,研细催化剂,密封在瓶子里备用。

3. 冰醋酸　沸点117℃。将市售乙酸在4℃下缓慢结晶,过滤,压干。少量的水可用五氧化二磷回流干燥几小时除去。冰醋酸对皮肤有腐蚀作用,触及皮肤或溅到眼睛时,要用大量水冲洗。

4. 氮气　氮气一般以压缩气的形式贮存于钢瓶中,一般含有痕量的氧气,可以采用以下方法除去：①通过没食子酸的碱溶液（15g没食子酸溶于100ml 50% NaOH溶液）;②通过Fieser溶液。该溶液制备方法：在100ml水中溶20g氢氧化钾,搅拌加入2g蒽醌-2-磺酸钠和15g亚硫酸氢钠微热到溶解,当该血红色的溶液冷至室温即可使用,该溶液能吸收750ml氧气,当溶液颜色变化至褐色或者有沉淀生成时,该溶液即失去作用了。也有市售的不含氧气的高纯氮,但价格较贵。

5. 二氧化碳　在启普发生器中用碳酸钙和稀盐酸（1:1）可以制备二氧化碳。将气体通过装有碳酸氢钠的洗气瓶中可除去酸雾,如果需要干燥,再将气体通入另外两个装有浓硫酸的洗气瓶除去。

大量的二氧化碳可用商品的钢瓶气,气体可通过两个装有浓硫酸的洗气瓶干燥,在二氧化碳气体中存在少量的空气。

为了达到某种实验目的（如格氏反应）,可用固态二氧化碳（干冰）,注意不能在没有保护的情况下直接手拿固态二氧化碳,否则会冻伤。如果要用干冰粉末,可将大块的干冰用布包起来再砸碎。干冰挥发时可以稳定地提供二氧化碳气体,可在烧瓶中装入大小合适的干冰块,产生的气体经过浓硫酸洗气瓶、安全瓶与反应器相连。

6. 二氧化锰　二氧化锰的活性随制备方法的不同而不同,高活性的二氧化锰可以通过用过量高锰酸盐在碱性条件下氧化二价锰离子得到。

将223g（1mol）四水合硫酸锰溶于300ml水中,形成溶液（a）,配制240ml 40%的氢氧化钠的水溶液（b）,然后在1200ml水中溶解190g（1.2mol）高锰酸钾并加热搅拌,在1h内向其中同时加入（a）和（b）两种溶液,最后分离出纯的二氧化锰褐色沉淀。二氧化锰很细,离心分离,并用水彻底洗涤至溶液无色,在100~120℃干燥。也可以尽可能延长抽滤时间以除去大部分水分,再用150ml苯与25g滤饼混合蒸馏除去剩余的水。通过沉淀法得到的二氧化锰反应活性已足够直接用于氧化反应。要评价一种二氧化锰试样的反应活性,可在50ml干燥的石油醚中（b. p. 30~60℃）溶解0.25g纯苯丙烯醇,加入2g预先用P₂O₅干燥的MnO₂试样,在室温下振荡该溶液2h。过滤,挥发溶剂,将产物在甲醇中用2,4-二硝基苯肼的磺酸盐处理。收集得到的肉桂醛2,4-二硝基苯腙用乙酸乙酯重结晶,高活性的二氧化锰生成的衍生物的产量应超过0.35g（60%）,熔点255℃。

7. 高碘酸　商品的高碘酸一般有95%和50%两种规格。高碘酸可对相邻碳原子上有两个羟基或一个羟基和一个氨基的化合物进行选择性氧化。即：C—C 键断裂。

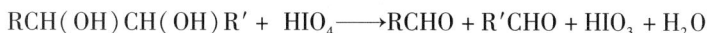

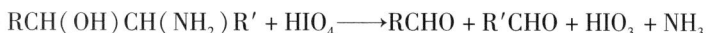

$$RCH(OH)CH(OH)R' + HIO_4 \longrightarrow RCHO + R'CHO + HIO_3 + H_2O$$

$$RCH(OH)CH(NH_2)R' + HIO_4 \longrightarrow RCHO + R'CHO + HIO_3 + NH_3$$

只有两个羟基或一个羟基和一个氨基在相邻碳上时才能发生氧化反应，因此该反应可用来检验是否存在相邻的羟基（例如 1,2 - 二醇）和相邻的羟基、氨基。羟基和羰基相邻或羰基和羰基相邻的化合物也可被氧化，如：

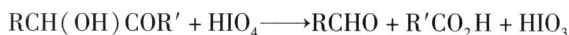

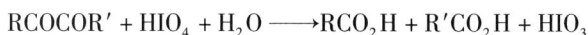

$$RCH(OH)COR' + HIO_4 \longrightarrow RCHO + R'CO_2H + HIO_3$$

$$RCOCOR' + HIO_4 + H_2O \longrightarrow RCO_2H + R'CO_2H + HIO_3$$

pH 3~5 进行的氧化反应用 $NaIO_4$ 和 KIO_4。高碘酸钠在水中的溶解度为：0.07g/ml，加入碱会形成难溶的 $Na_2H_3IO_6$ 沉淀。（$Na_2H_3IO_6$ 水中溶解度为 0.2%）。如果反应物不溶于水，氧化反应就应该在用水稀释的乙醇、甲醇或乙酸中进行。氧化剂应稍过量，否则所得的氧化产物为部分氧化产物。

8. 过氧化氢　市售过氧化氢的浓度一般为 28% 和 70%。也有高浓度的过氧化氢，如浓度为 86%。浓过氧化氢与有机物或过渡金属接触会发生爆炸，因此必须小心。

只要采用一定的安全防范，即使是高浓度的过氧化氢（大于 50%），也可以进行处理。首先，最好戴上防护镜和橡胶或塑料手套，因为高浓度的溶液会使纺织品燃烧，而且必须穿上橡胶或塑料围裙。所有涉及到该溶液的操作均应在通风橱中进行，并且反应装置应安装在装有水的塑料盘中，以防止过氧化氢溢出。

吸入高浓度的过氧化氢的蒸气会使鼻子和喉咙疼痛，眼睛接触后会使角膜溃烂。皮肤上溅到过氧化氢溶液，应立即用自来水冲洗。操作前应准备好水，用于冲洗溅出和泄露的过氧化氢。

可以根据含氧量粗略测得过氧化氢溶液的浓度，在标准状况下 1ml 30% 的过氧化氢溶液加热完全分解会得到 100ml 氧气。过氧化氢水溶液用酸性碘化钾处理释放出碘，再用标准硫代硫酸钠滴定，这种方法也可测得过氧化氢水溶液的浓度。

9. 钾　在处理钾时必须非常小心，要在装有石油醚的研钵中切金属钾，不要用易碎的烧杯或培养皿。切开外面的氧化层，然后用镊子将碎屑放入另一装有石油醚的研钵中。用镊子将刚切的钾夹到滤纸上，快速吸干，然后加到已知质量的装有石油醚的烧杯中，称量。将称量后的钾加到反应物中。钾碎屑不应久置，应立即分解掉，可将装有钾碎屑的研钵转移到通风橱内，用移液管分批加入少量叔丁醇（不能用甲醇或乙醇），控制滴加速度使反应不是很剧烈。准备一个防热挡板，如果溶液着火，可用挡板盖住熄灭。粘在刀上和研钵中的钾屑也要在通风橱中用叔丁醇小心处理。

10. 甲醛　商品福尔马林是含 37%~40% 甲醛的水溶液（每毫升含甲醛 0.37~0.40g），加入 12% 的甲醇作稳定剂。当需要干燥的气态甲醛时，可通过 180~200℃ 多聚甲醛的解聚得到。

11. 金属氢化物　金属氢化物应用广泛，处理简单，常被选作很多有机官能团的还原剂。下面几种金属氢化物的氘代物可以通过商业途径得到，它们能在有机化合物的已知位置引入一个氘原子，因而这类化合物在推测反应途径和反应机理上是非常有用的。

氢化铝锂（$LiAlH_4$）是一种很强的还原剂，能迅速还原许多官能团。一个典型的例子就是把酯还原成醇。这种试剂通常以粉末形式密封在塑料袋里，置于金属筒中。也可以以溶液形式溶于乙醚、二甲醚、四氢呋喃或者甲苯中。氢化铝锂与水剧烈反应，放出氢气，也必须避免与痕量的水蒸气接触，因为随即产生的热量能引燃氢化铝锂。因此在处理该试剂时要特别小心。剩余的粉末试剂要安全销毁，方法是在安全隔板后放一容器，内置石油醚（b. p. 60 ~ 80℃）。将氢化铝锂粉末悬浮其中，小心搅拌滴加乙酸乙酯直到明显的反应停止，然后将混合物静置过夜，用乙醇，再用水重复上述步骤。最后水层倒入下水道，有机层回收。

氢化铝锂的还原通常在醚的溶剂中进行，如严格干燥过的乙醚或四氢呋喃，它在这两种溶剂中的溶解度分别是 $25 \sim 30g/kg$ 和 $13g/kg$。这些溶液中常含有大量的不溶物，可能是操作过程中氢化物与水气反应生成的杂质所致，但这些成分不到 1%，不会影响下一步的还原反应。

硼氢化钠（$NaBH_4$）相对于氢化铝锂来说是一种温和的还原剂。在羰基化合物中，它一般只还原醛类和酮类，而且硼氢化钠比氢化铝锂的选择性要好，可以买到固体的 $NaBH_4$ 或者溶于乙二醇二甲醚、丙三醇三甲醚中的溶液。与氢化铝锂不同，硼氢化钠不溶于乙醚（但可溶于二氧六环），作还原剂时，一般溶于水或乙醇溶液中。

12. 磷酸 市售磷酸的含量为 85%，d = 1. 75；每毫升含磷酸 1. 57g，相当于 65% P_2O_5。同样也可以买到 100% 的磷酸（无水磷酸，相当于 72% P_2O_5），将 90% 的磷酸与 P_2O_5 按质量比 4：1 混合也可制备 100% 的磷酸。

多聚磷酸（近似分子式 $2P_2O_5 \cdot 3H_2O$）含 82% ~ 84% 的磷酸，为黏稠液体，取用时可用蒸气浴加热形成流动的液体。也可将 P_2O_5 溶于 88% ~ 90% 的磷酸（质量比为 1. 8：1）来制备，相当于含 87% 的 P_2O_5。

13. 氯气 氯是具有剧毒的刺激性气体，制备和使用必须在通风良好的通风橱中进行操作。对于使用大量的氯，可用市售的钢瓶氯气。气体可通过两个装有浓硫酸的洗气瓶进行干燥，然后通过一个装有玻璃棉的洗气瓶以除去酸雾。少量的氯可由浓盐酸和高锰酸钾反应制得。根据所需氯气的质量计算出高锰酸钾的量（1g Cl_2 约需 0. 9g $KMnO_4$），加入圆底烧瓶。将稍过量的浓盐酸置于恒压滴液漏斗中（1g $KMnO_4$ 需 6. 2ml 浓盐酸）然后将恒压漏斗塞上，活塞用橡皮筋套上。将氯通过一装有水的洗气瓶以除去 HCl，然后通过另一装有浓硫酸的洗气瓶进行干燥，最好在反应器和干燥装置之间装一安全瓶。盐酸应慢慢地滴加到高锰酸盐晶体上，并不断震荡烧瓶。当酸加入一半时，气体的挥发速度逐渐降低，此时应稍微加热烧瓶，酸加完后将混合物加热到微沸，将氯全部挥发出来。

14. 氯化亚铜 将 35g（0. 14mol）五水硫酸铜和 9. 2g（0. 175mol）纯氯化钠溶于 125ml 水中，温热溶解。5min 内加入 8. 4g（0. 044mol）硫代硫酸钠溶于 90ml 水的溶液，不断的震荡，冷却到室温（必要时可以用冰浴），将上层液体和白色的氯化亚铜分开，用溶有少量二氧化硫的水洗涤沉淀两次（二氧化硫用来防止产物氧化）。将潮湿的氯化亚铜溶于 60ml 浓盐酸中，该溶液在制备好后必须在 24h 内使用，因为它很容易氧化。如果不马上用，可将溶液保存在盖紧的瓶中。如果要用干燥的氯化亚铜，可用含二氧化硫的水洗涤潮湿的氯化亚铜固体，然后用布氏漏斗过滤，用少量的冰醋酸洗数次，然后在烘箱中于 100 ~ 120℃烘干，直到不再有冰醋酸的气味。得到纯白色的氯化亚铜保存在塞紧的瓶中，产率几乎是定量的。

15. 氯化氢 制备方法 1：由浓硫酸和熔融后的氯化铵制备。在启普发生器中由浓硫酸和熔融后的块状氯化铵反应来制备氯化氢。气体通过装有浓硫酸的洗气瓶进行干燥，干燥瓶应接一个安全瓶以防止倒吸。

制备方法2：由浓硫酸和浓盐酸制备。上方漏斗的容积为100ml，并且出口插有一根足够长的玻璃管。下方的滴液漏斗容积为500ml。洗气瓶A装有浓硫酸，另一个洗气瓶作为安全瓶，所有装置必须安装在稳定的铁架台上。

在下面的漏斗中装入约150ml浓硫酸，上面的分液漏斗中装有100ml浓盐酸，漏斗的长颈要接近下面漏斗的底部。将小漏斗向上提，直到玻璃管处于硫酸液面上，小心地在玻璃管中注入浓盐酸，然后将漏斗插入接头，此时氯化氢的挥发速度决定于浓盐酸的滴加速度，反应完可将稀硫酸放出，再重安装置。氯化氢的产量为31~33g/100ml浓盐酸。下面的漏斗也可以用烧瓶代替，辅以电磁搅拌效果会更好。

16. 钠 处理钠时必须非常小心，在任何条件下都不能与水接触，钠应存放在煤油或石蜡中。不能用手接触金属钠，不用的钠块应放在装有煤油或石蜡的容器中，不能扔在水槽或垃圾桶中。如果要将小钠块处理掉，可将小钠块分批投入到大量的工业酒精中。钠表面总是覆盖有一层非金属层，在使用前要在惰性溶剂（如乙醚，二甲苯）中用小刀将它刮掉，但这样相当浪费；也可将钠块浸没于装有二甲苯的大口锥形瓶中，小心加热，轻轻搅拌，直到钠熔化并与表面的氧化层分开时，将锥形瓶从电热板上取下，冷却。熔融钠固化为小球状，然后用小铲取出，浸没于新制备的惰性溶剂中。用二甲苯洗涤后的残渣层，可浸没于工业酒精中安全分解。

钠砂的制备是在装有回流冷凝管（装有碱石灰干燥管）、密封搅拌和滴液漏斗的1L三颈瓶中，加入23g干净的钠和150~200ml干燥的二甲苯，加热至微微回流，开始搅拌，直到钠成为粒状，将烧瓶冷却到室温，停止搅拌，倾析出二甲苯，用2份100ml的干燥乙醚洗涤钠砂以除去残留的二甲苯，用这种方法可得到大量的钠砂。

17. 氢 实验室常用市售钢瓶氢气，高纯氢含量可达99.99%。也可由活泼金属与稀酸反应制备。普通的氢气含有少量的氮、氧、水和烃类，欲除去氢气中的氧气，可用Fieser溶液除氧（参看本节"4 氮气"），然后通入装有浓硫酸的洗瓶，并在洗瓶中加入少量的硫化银，硫化银可以除去Fieser溶液分解出的硫化氢。

18. 铜粉 在磁力搅拌下，取100g经过重结晶后的硫酸铜和350ml的热水于1L烧杯中，溶解后冷却到室温，将搅拌减缓，缓慢的加入35g纯锌粉（如果需要可以多加），直到溶液褪色，铜沉淀用水洗涤。向沉淀中加入5%的稀盐酸，以除去剩余的锌。继续搅拌直到不再产生氢气，将铜粉过滤出来，用水洗涤，然后存放在有塞的瓶中，置于潮湿的环境中。

19. 无水三氯化铝 三氯化铝一般为粉状，有时也有块状，容易和潮湿的空气反应而变质。在使用前要认真检验是否变质。在一些反应中需要用高质量的无水三氯化铝，可用如下步骤制备：先将块状的三氯化铝研碎装入大小合适的圆底烧瓶中，安装蒸馏头，蒸馏头直接与接收瓶相连，接收瓶用两颈圆底烧瓶，接收瓶的另一个出口通过干燥塔和水泵相连。干燥塔中装有颗粒状的氯化钙，用煤气灯火焰小心加热蒸馏瓶，减压，三氯化铝便升华出来，收集在接收瓶中。

20. 溴 溴具有强烈的腐蚀性，通常要在通风橱中非常小心的操作，液态溴会对皮肤产生严重的烧伤，最好戴上胶皮手套；气态溴的刺激性特别强，注意不要吸入溴的蒸气。溴烧伤应立即用大量的甘油处理。纯溴的沸点为59℃/100kPa，但一般不用蒸馏法提纯。液态溴可通过和同体积的硫酸一起震荡，然后分离除去酸来进行干燥。

21. N-溴代丁二酰亚胺（NBS） 这是一种常用的溴代试剂，N-溴代丁二酰亚胺可由丁二酰亚胺来制备：将丁二酰亚胺溶于稍过量的冷的氢氧化钠溶液中（大约为3mol/L），剧烈搅拌下快速加入溶于同体积四氯化碳的 1mol 的溴（小心），溶液析出白色晶体，过滤收集，用冷水洗涤，可用十倍量的热水或冰醋酸进行重结晶。

22. 乙醇钠 乙醇钠是易燃、易潮解的固体。许多反应要求用乙醇钠的乙醇溶液，该溶液可用钠与乙醇反应制备。

二、药物合成中常用溶剂的纯化及使用

1. 甲醇（CH_3OH） 工业甲醇含水量在 $0.5\% \sim 1\%$，含醛酮（以丙酮计）约 0.1%。由于甲醇和水不形成共沸混合物，因此可用高效精馏柱将少量水除去。精制甲醇中含水 0.1% 和丙酮 0.02%，一般已可应用。若需含水量低于 0.1%，可用 3A 分子筛干燥，也可用镁处理（见绝对乙醇的制备）。若要除去含有的羰基化合物，可在 500ml 甲醇中加入 25ml 糠醛和 60ml 10% NaOH 溶液，回流 $6 \sim 12h$，即可分馏出无丙酮的甲醇，丙酮与糠醛生成树脂状物留在瓶内。

纯甲醇 b. p. 64.95℃，n_D^{20} 1.3288，d_4^{20} 0.7914。

甲醇为一级易燃液体，应贮存于阴凉通风处，注意防火。甲醇可经皮肤进入人体，饮用或吸入蒸气会刺激视神经及视网膜，导致眼睛失明，直到死亡。人的半致死量 LD_{50} 为 13.5g/kg，经口服甲醇的致死量 LD 为 1g/kg，15ml 可致失明。

2. 乙醇（CH_3CH_2OH） 工业乙醇含量为 95.5%，含水 4.4%，乙醇与水形成共沸物，不能用一般分馏法去水。

实验室常用生石灰为脱水剂，乙醇中的水与生石灰作用生成氢氧化钙可去除水分，蒸馏后可得含量约 99.5% 的无水乙醇。如需绝对无水乙醇，可用金属钠或金属镁将无水乙醇进一步处理，得到纯度可超过 99.95% 的绝对乙醇。

（1）无水乙醇（含量 99.5%）的制备 在 500ml 圆底烧瓶中，加入 95% 乙醇 200ml 和生石灰 50g，放置过夜。然后在水浴上回流 3h，再将乙醇蒸出，得含量约 99.5% 的无水乙醇。

另外可利用苯、水和乙醇形成低共沸混合物的性质，将苯加入乙醇中，进行分馏，在 64.9℃时蒸出苯、水、乙醇的三元恒沸混合物，多余的苯在 68.3℃与乙醇形成二元恒沸混合物被蒸出，最后蒸出乙醇。工业多采用此法。

（2）绝对乙醇（含量 99.95%）的制备

①用金属镁制备 在 250ml 的圆底烧瓶中，放置 0.6g 干燥洁净的镁条和几小粒碘，加入 10ml 99.5% 的乙醇，装上回流冷凝管。在冷凝管上端附加一只氯化钙干燥管，在水浴上加热，注意观察在碘周围的镁的反应，碘的棕色减退，镁周围变浑浊，并伴随着氢气的放出，至碘粒完全消失（如不起反应，可再补加数小粒碘）。然后继续加热，待镁条完全溶解后加入 100ml 99.5% 的乙醇和几粒沸石，继续加热回流 1h，改为蒸馏装置蒸出乙醇，所得乙醇纯度可超过 99.95%。反应方程式为：

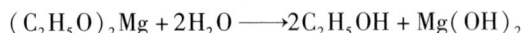

$$(C_2H_5O)_2Mg + 2H_2O \longrightarrow 2C_2H_5OH + Mg(OH)_2$$

②用金属钠制备 在 500ml 99.5% 乙醇中，加入 3.5g 金属钠，安装回流冷凝管和干燥管，

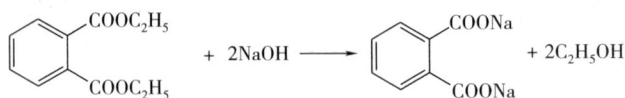

加热回流 30min 后，再加入 14g 邻苯二甲酸二乙酯或 13g 草酸二乙酯，回流 $2 \sim 3h$，然后进行蒸馏。金属钠虽能与乙醇中的水作用，产生氢气和氢氧化钠，但所生成的氢氧化钠又与乙醇

发生平衡反应，因此单独使用金属钠不能完全除去乙醇中的水，须加入过量的高沸点酯，如邻苯二甲酸二乙酯与生成的氢氧化钠作用，抑制上述反应，从而达到进一步脱水的目的。反应方程式为：

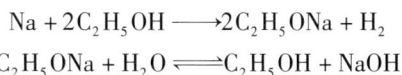

$$Na + 2C_2H_5OH \longrightarrow 2C_2H_5ONa + H_2$$
$$C_2H_5ONa + H_2O \Longleftrightarrow C_2H_5OH + NaOH$$

由于乙醇有很强的吸湿性，故仪器必须烘干，并尽量快速操作，以防吸收空气中的水分。

纯乙醇 b. p. 78.5℃，n_D^{20} 1.3611，d_4^{20} 0.7893。

乙醇为一级易燃液体，应存放在阴凉通风处，远离火源。乙醇可通过口腔、胃壁黏膜吸入，对人体产生刺激作用，引起酩酊、睡眠和麻醉作用。严重时引起恶心、呕吐甚至昏迷。人的半数致死量 LD_{50} 为 13.7g/kg。

3. 乙醚（$CH_3CH_2OCH_2CH_3$） 普通乙醚中常含有一定量的水、乙醇及少量过氧化物等杂质。制备无水乙醚，首先要检验有无过氧化物。为此取少量乙醚与等体积的 2% 碘化钾溶液，加入几滴稀盐酸一起振摇，若能使淀粉溶液呈紫色或蓝色，即证明有过氧化物存在。除去过氧化物可在分液漏斗中加入普通乙醚和相当于乙醚体积 1/5 新配制的硫酸亚铁溶液，剧烈摇动后分去水溶液。再用浓硫酸及金属钠作干燥剂，所得无水乙醚可用于 Grignard 反应。

在 250ml 圆底烧瓶中，放置 100ml 除去过氧化物的普通乙醚和几粒沸石，装上回流冷凝管。冷凝管上端通过一带有侧槽的软木塞，插入盛有 10ml 浓硫酸的滴液漏斗。通入冷凝水，将浓硫酸慢慢滴入乙醚中。由于脱水发热，乙醚会自行沸腾。加完后摇动反应瓶。

待乙醚停止沸腾后，折下回流冷凝管，改成蒸馏装置回收乙醚。在收集乙醚的接引管支管上连一氯化钙干燥管，用与干燥管连接的橡皮管把乙醚蒸气导入水槽。在蒸馏瓶中补加沸石后，用事先准备好的热水浴加热蒸馏，蒸馏速度不宜太快，以免乙醚蒸气来不及冷凝而逸散室内。收集约 70ml 乙醚，待蒸馏速度显著变慢时，可停止蒸馏。瓶内所剩残液，倒入指定的回收瓶中，切不可将水加入残液中（飞溅）。

将收集的乙醚倒入干燥的锥形瓶中，将钠块迅速切成极薄的钠片加入，然后用带有氯化钙干燥管的软木塞塞住，或在木塞中插入末端拉成毛细管的玻璃管，这样可防止潮气侵入，并可使产生的气体逸出，放置 24h 以上，使乙醚中残留的少量水和乙醇转化成氢氧化钠和乙醇钠。如不再有气泡逸出，同时钠的表面较好，则可储存备用。如放置后，金属钠表面已全部发生作用，则须重新加入少量钠片直至无气泡发生。这种无水乙醚可符合一般无水要求。

另外也可用无水氯化钙浸泡几天后，用金属钠干燥以除去少量的水和乙醇。

纯乙醚 b. p. 34.5℃，n_D^{20} 1.3526，d_4^{20} 0.7138。

乙醚为一级易燃液体，由于沸点低、闪点低、挥发性大，贮存时要避免日光直射，远离热源，注意通风，并加入少量氢氧化钾以避免过氧化物的形成。乙醚对人有麻醉作用，当吸入含乙醚 3.5%（体积）的空气时，30~40min 就可失去知觉。大鼠口服半数致死量 LD_{50} 为 3.56g/kg。

4. 丙酮（CH_3COCH_3） 普通丙酮含有少量水及甲醇、乙醛等还原性杂质，可用下列方法精制。

在 100ml 丙酮中加入 2.5g 高锰酸钾回流，以除去还原性杂质，若高锰酸钾紫色很快消失，须再补加少量高锰酸钾继续回流，直至紫色不再消失为止，蒸出丙酮。用无水碳酸钾或无水硫酸钙干燥，过滤，蒸馏，收集 55~56.5℃ 馏分。

纯丙酮 b. p. 56.2℃，n_D^{20} 1.3588，d_4^{20} 0.7899。

丙酮为常用溶剂，一级易燃液体，沸点低，挥发性大，应置阴凉处密封贮存，严禁火源。虽丙酮毒性较低，但长时期处于丙酮蒸气中也能引起不适症状，高浓度时会呈现头痛、昏迷等中毒症状，脱离丙酮蒸气后恢复正常。

5. 乙酸乙酯（$CH_3COOCH_2CH_3$） 一般化学试剂，含量为98%，另含有少量水、乙醇和乙酸，可用以下方法精制。

（1）取100ml 98%乙酸乙酯，加入9ml乙酸酐回流4h，除去乙醇及水等杂质，然后蒸馏，蒸馏液中加2~3g无水碳酸钾，干燥后再重蒸，可得99.7%左右的纯度。

（2）也可先用与乙酸乙酯等体积的5%碳酸钠溶液洗涤，再用饱和氯化钙溶液洗涤，然后加无水碳酸钾干燥、蒸馏。（如对水分要求严格时，可在经碳酸钾干燥后的酯中加入少许五氧化二磷，振摇数分钟，过滤，在隔湿条件下蒸馏。）

纯乙酸乙酯 b. p. 77.1℃，n_D^{20} 1.3723，d_4^{20} 0.9903。

乙酸乙酯有果香气味，对眼睛、皮肤和黏膜有刺激性。乙酸乙酯为一级易燃品。它与空气混合物的爆炸极限为2.2%~11.4%。

6. 石油醚 石油醚是石油的低沸点馏分，为低级烷烃的混合物，按沸程不同分为30~60℃，60~90℃，90~120℃类。主要成分为戊烷、己烷、庚烷，此外含有少量不饱和烃、芳烃等杂质。精制方法：在分液漏斗中加入石油醚及其体积1/10的浓硫酸一起振摇，除去大部分不饱和烃。然后用10%硫酸配成的高锰酸钾饱和溶液洗涤，直到水层中紫色消失为止，再经水洗，用无水氯化钙干燥后蒸馏。

石油醚为一级易燃液体。大量吸入石油醚蒸气有麻醉症状。

7. 苯（C_6H_6） 普通苯含有少量水（约0.02%）及噻吩（约0.15%）。若需无水苯，可用无水氯化钙干燥过夜，过滤后压入钠丝。

无噻吩苯可根据噻吩比苯容易磺化的性质，用下述方法纯化：在分液漏斗中，将苯用相当其体积10%的浓硫酸在室温下一起振摇，静置混合物，弃去底层的酸液，再加入新的浓硫酸，重复上述操作直到酸层呈无色或淡黄色，且检验无噻吩为止。苯层依次用水、10%碳酸钠溶液、水洗涤，再用无水氯化钙干燥，蒸馏，收集80℃馏分备用。若要高度干燥的苯，可压入钠丝或加入钠片干燥。

噻吩的检验：取5滴苯于试管中，加入5滴浓硫酸及1~2滴1%靛红（浓硫酸溶液），振摇片刻，如呈墨绿色或蓝色，表示有噻吩存在。

纯苯 b. p. 80.1℃，n_D^{20} 1.5011，d_4^{20} 0.8787。

苯为一级易燃品。苯的蒸气对人体有强烈的毒性，以损害造血器官与神经系统最为显著，病状为白细胞降低、头晕、失眠、记忆力减退等。

8. 三氯甲烷（氯仿，$HCCl_3$） 三氯甲烷露置于空气和光照下，与氧缓慢作用，分解产生光气、氯和氯化氢等有毒物质。普通三氯甲烷中加有0.5%~1%的乙醇作稳定剂，以便与产生的光气作用转变成碳酸乙酯而消除毒性。纯化方法有两种：第一种，依次用三氯甲烷体积5%的浓硫酸、水、稀氢氧化钠溶液和水洗涤，无水氯化钙干燥后蒸馏即得；第二种，可将三氯甲烷与其1/2体积的水在分液漏斗中振摇数次，以洗去乙醇，然后分去水层，用无水氯化钙干燥。

除去乙醇的三氯甲烷应装于棕色瓶内，贮存于阴暗处，以避免光照。三氯甲烷绝对不能用金属钠干燥，因易发生爆炸。

纯三氯甲烷 b. p. 61.7℃，n_D^{20} 1.4459，d_4^{20} 1.4832。

三氯甲烷具有麻醉性，长期接触易损坏肝脏。液体三氯甲烷接触皮肤有很强的脱脂作用，产生损伤，进一步感染会引起皮炎。但本品不燃烧，在高温与明火或红热物体接触会产生剧毒的光气和氯化氢气体，应置阴凉处密封贮存。

9. 二甲亚砜（CH₃SOCH₃） 二甲亚砜（DMSO）是高极性的非质子溶剂，一般含水量约1%，另外还含有微量的二甲硫醚及二甲砜，常压加热至沸腾可部分分解。要制备无水二甲亚砜，可先进行减压蒸馏，然后用4A分子筛干燥；也可用氧化钙、氢化钙、氧化钡或无水硫酸钡来搅拌干燥4~8h，再减压蒸馏收集64~65℃/533Pa（4mmHg）馏分。蒸馏时温度不高于90℃，否则会发生歧化反应，生成二甲砜和二甲硫醚。也可用部分结晶的方法纯化。

纯二甲亚砜 m. p. 18.5℃，b. p. 189℃，n_D^{20} 1.4770，d_4^{20} 1.1100。

二甲亚砜易吸湿，应放入分子筛贮存备用。二甲亚砜与某些物质混合时可能发生爆炸，例如氢化钠、高碘酸或高氯酸镁等，应予注意。

10. 吡啶（C₅H₅N） 吡啶有吸湿性，能与水、醇、醚任意混溶。与水形成共沸物于94℃沸腾，其中含57%吡啶。

工业吡啶中除含水和胺杂质外，还有甲基吡啶或二甲基吡啶。工业规模精制吡啶时，通常是加入苯，进行共沸蒸馏。实验室精制时，可加入固体氢氧化钾或固体氢氧化钠。

分析纯的吡啶含有少量水分，但已可供一般应用。如要制得无水吡啶，可与粒状氢氧化钾或氢氧化钠先干燥数天，倾出上层清液，加入金属钠回流3~4h，然后隔绝潮气蒸馏，可得到无水吡啶。干燥的吡啶吸水性很强，储存时将瓶口用石蜡封好。如蒸馏前不加金属钠回流，则将馏出物通过装有4A分子筛的吸附柱，也可使吡啶中的水含量降到0.01%以下。

纯吡啶 b. p. 115.5℃，n_D^{20} 1.5095，d_4^{20} 0.9819。

吡啶对皮肤有刺激，可引起湿疹类损害。吸入后会造成头昏恶心，并对肝脾损害。

11. 四氢呋喃（C₄H₈O） 四氢呋喃系具乙醚气味的无色透明液体，市售的四氢呋喃常含有少量水分及过氧化物。如要制得无水四氢呋喃可与氢化铝锂在隔绝潮气下和氮气气氛下回流（通常1000ml约需2~4g氢化铝锂）除去其中的水和过氧化物，然后在常压下蒸馏，收集67℃的馏分。精制后的四氢呋喃应加入钠丝并在氮气氛中保存，如需较久放置，应加0.025% 4-甲基-2,6-二叔丁基苯酚作抗氧剂。处理四氢呋喃时，应先用小量进行试验，以确定只有少量水和过氧化物，作用不致过于猛烈时，方可进行。

四氢呋喃中的过氧化物可用酸化的碘化钾溶液来试验，如有过氧化物存在，则会立即出现游离碘的颜色，这时可加入0.3%的氯化亚铜，加热回流30min，蒸馏以除去过氧化物（也可以加硫酸亚铁，或让其通过活性氧化铝来除去过氧化物）。

纯四氢呋喃 b. p. 67℃，n_D^{20} 1.4050，d_4^{20} 0.8892。

12. 二氯甲烷（CH₂Cl₂） 二氯甲烷为无色挥发性液体，微溶于水，能与醇、醚混溶。与水形成共沸物，含二氯甲烷98.5%，沸点38.1℃。

二氯甲烷中往往含有一氯甲烷、二氯甲烷、三氯甲烷和四氯甲烷等。纯化时，依次用浓度为5%的氢氧化钠溶液或碳酸钠溶液洗1次，再用水洗2次，用无水氯化钙干燥24h，最后蒸馏，在有3A分子筛的棕色瓶中避光储存。

纯二氯甲烷 b. p. 39.7℃，n_D^{20} 1.4241，d_4^{20} 1.3167。

二氯甲烷有麻醉作用，并损害神经系统，与金属钠接触易发生爆炸。

13. 甲苯（C₆H₅CH₃） 甲苯不溶于水，可混溶于苯、醇、醚等多数有机溶剂。甲苯与水形成共沸物，在84.1℃沸腾，含81.4%的甲苯。

甲苯中含甲基噻吩，处理方法与苯相同。因为甲苯比苯更易磺化，用浓硫酸洗涤时温度应控制在30℃以下。

纯甲苯 b. p. 110.6℃，n_D^{20} 1.4497，d_4^{20} 0.8669。

甲苯为易燃品，甲苯在空气中的爆炸极性为1.27%～7%（体积）。毒性比苯小，大鼠口服 LD_{50} 为50g/kg。

附录

附录一　常用干燥剂的性能与应用范围

干燥剂	干燥原理	酸碱性	效能	干燥速度	应用范围
氯化钙	$CaCl_2 \cdot nH_2O$ $n=1,2,4,6$	中性	中等	较快，但吸水后表面为薄层液体所覆盖，应放置时间较长	能与醇、酚胺、酰胺及某些醛、酮、酯形成配合物，因而不能用于干燥这些化合物
硫酸镁	$MgSO_4 \cdot nH_2O$ $n=1,2,4,5,6,7$	中性	较弱	较快	应用范围广，可代替 $CaCl_2$，并可用于干燥酯、醛、酮、腈、酰胺等不能用 $CaCl_2$ 干燥的化合物
硫酸钠	$Na_2SO_4 \cdot 10H_2O$	中性	弱	缓慢	一般用于有机液体的初步干燥
硫酸钙	$2CaSO_4 \cdot H_2O$	中性	强	快	中性，常与硫酸镁（钠）配合，作最后干燥之用
碳酸钾	$K_2CO_3 \cdot \frac{1}{2}H_2O$	弱碱性	较弱	慢	干燥醇、酮、胺及杂环等碱性化合物；不适于酸、酚及其他酸性化合物的干燥
氢氧化钾（钠）	溶于水	强碱性	中等	快	用于干燥胺、杂环等碱性化合物；不能用于干燥醇、醛、酮、酸、酚等
金属钠	$Na + H_2O \longrightarrow$ $NaOH + \frac{1}{2}H_2O$	碱性	强	快	限于干燥醚、烃类中的痕量水分。用时切成小块或压成钠丝
氧化钙	$CaO + H_2O \longrightarrow$ $Ca(OH)_2$	碱性	强	较快	适于干燥低级醇类
五氧化二磷	$P_2O_5 + 3H_2O \longrightarrow$ $2H_3PO_4$	酸性	强	快，但吸水后表面为黏浆液覆盖，操作不便	适于干燥醚、烃、卤代烃、腈等化合物中的痕量水分；不适用于干燥醇、酸、胺、酮等
分子筛	物理吸附	中性	强	快	适用于各类有机化合物干燥

附录二　常用冰盐浴冷却剂

盐	每 100g 碎冰用盐（g）	最低冷却温度（℃）
$NaNO_3$	50	−18.5
NaCl	33	−21.2
$NaCl + NH_4Cl$	40 + 20	−26
$NH_4Cl + NaNO_3$	13 + 37.5	−30.7
K_2CO_3	33	−46
$CaCl_2 \cdot 6H_2O$	143	−35

附录三　常用酸碱试剂的密度和浓度

试剂名称	化学式	相对分子质量	密度 (ρ) $(g \cdot ml^{-1})$	质量分数 $(w)(\%)$	物质量的浓度 $(c)(mol \cdot L^{-1})$
浓硫酸	H_2SO_4	98.08	1.84	96	18
浓盐酸	HCl	36.46	1.19	37	12
浓硝酸	HNO_3	63.01	1.42	70	16
浓磷酸	H_3PO_4	98.00	1.69	85	15
冰醋酸	CH_3COOH	60.05	1.05	99	17
高氯酸	$HClO_4$	100.46	1.67	70	12
浓氢氧化钠	NaOH	40.00	1.43	40	14
浓氨水	$NH_3 \cdot H_2O$	17.03	0.90	28	15

附录四 减压蒸馏、压力-温度计算图表

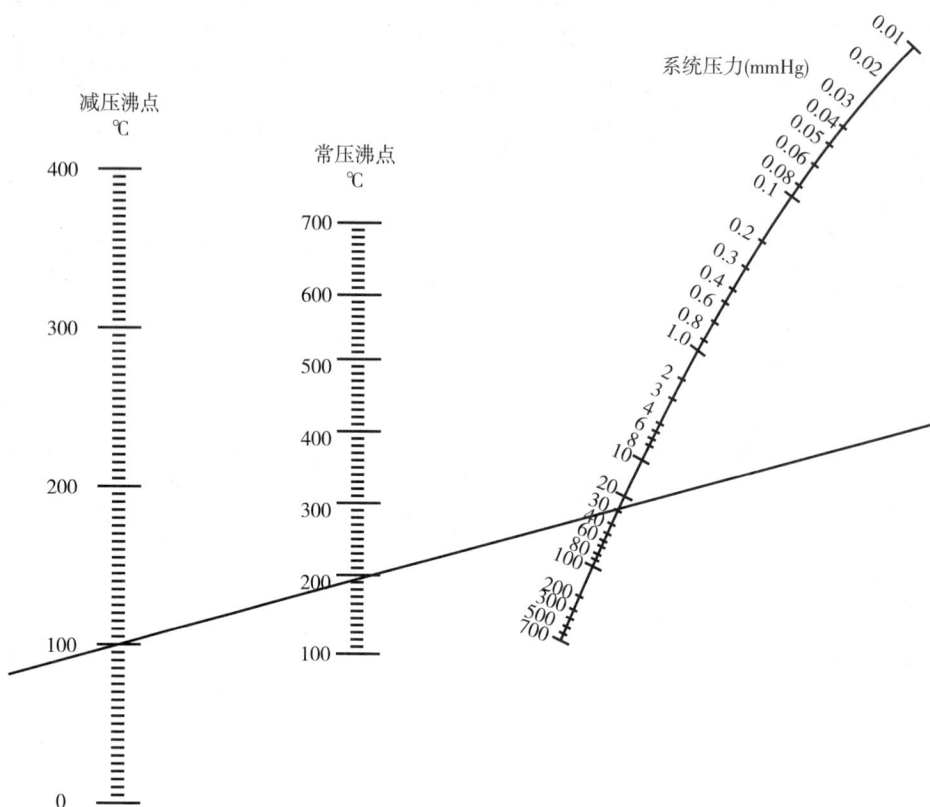

减压沸点 ℃

常压沸点 ℃

系统压力(mmHg)